症例プレゼン

あの研修医はすごい！と思わせる

ニーズに合わせた「伝わる」プレゼンテーション

松尾貴公 MATSUO TAKAHIRO
水野篤 MIZUNO ATSUSHI

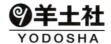

はじめに

「Speak up！！」

　私が研修医だった頃に，朝の内科カンファレンスで最初の症例プレゼンテーションを行ったときのことです．まさに緊張そのもので当時の指導医から即座に指摘を受けました．「聞こえないプレゼンテーションは聞く価値はない」とはっきりと言われたのを今でも鮮明に覚えています．

　「プレゼンテーション」の語源は「Present＝贈り物」です．確かに相手が必要な情報を贈り届けることが，プレゼンテーションの原則です．しかし，私はこの話し手から聞き手への一方的なものだけではなく，話し手はプレゼンテーションの場を与えてもらっている点では聞き手からすでに「時間」という贈り物をもらっていると考えています．つまり忙しい相手からもらった時間を感謝の気持ちを忘れずに最高の形で相手にお返しをするという視点が重要ではないかと思います．

　ビジネスの世界においてよくプレゼンテーションの重要性が叫ばれていますが，医療の現場でも切っても切り離せない重要なものです．症例プレゼンテーションをはじめ，他の科へのコンサルテーション，学会発表など，皆さんも感じられている通り，医師がプレゼンテーションを行う場面は非常に多いのです．そしてこれらには医療現場特有のスキルが必要です．

　私はプレゼンテーションが苦手だった人間の1人として，多くの先輩方に指導を受け，自分自身の方法を修正してきました．どうしたらうまくいくだろうと思い悩む時期も実に多くありました．上達のためにプレゼンがうまい同期のやり方を真似してみたり，You tubeやTEDを見てみたり，書店に行きプレゼンテーションの本を片端から読みあさってみたり，都内の某プレゼンテーションアカデミーに単発で通ってみたり，と試行錯誤しながらその方法を模索してきました．

　そして，学年が進むにつれ後輩の指導に当たる場面が少なからず出てきて，思い悩む場面は後輩も自分と同じであることに気がつきました．私が先述の先

輩方から教わったテクニック，そしてさまざまなツールをもとに学んできた方法を，本書を通して研修医の先生を中心に，これから実習が始まる医学生や，プレゼンテーションに悩めるすべての先生方に届けることができれば嬉しく思います．

　本書ではプレゼンテーションを行うまでのロードマップをもとに，アウトプットに至るまでの準備や"自分の中で"行っておくべきことを臨床現場での例をあげながら解説していきます．これまでの「プレゼン本」とは一味違いますので，基本を学ぶための1冊としてはもちろん，改めて自分のプレゼンを見直すためにも役立てていただけると思います．

　今回，このような機会を与えていただいた共著者の水野 篤 先生，羊土社の清水さん，森さんをはじめ編集部の方々，それからこれまでご指導いただいたすべての先生方にこの場を借りて感謝申し上げます．
　本書が多くの先生方にとって，プレゼンテーションのさらなる上達に役立つことを祈っています．

2019年1月吉日

聖路加国際病院 感染症内科
松尾 貴公

あの研修医はすごい！と思わせる 症例プレゼン
contents

はじめに ———————————————————————————— 松尾貴公

STEP 1　プレゼンテーションの基本
～まずはアウトプット，"自分の外"を意識する～

1 プレゼンはここで差がつく！ 勝負はプレゼンテーションの前に決まっている — 10
- ▶日常臨床での会話もプレゼンテーション　▶プレゼンテーションは聞き手ありき
- ▶"よいプレゼンテーション"とは　▶プレゼンテーションのロードマップ～自分の中と外～
- ▶大切なのはアウトプットの前，でもアウトプットが悪いと伝わらない
- ▶プレゼンテーションの「基本のキ」～まずはアウトプットを教えます～

2 プレゼンの本質は「聞き手のニーズ」 思いやりプレゼンテーション ———— 19
- ▶聞き手のニーズに合致しないプレゼン？　▶プレゼンテーション＝プレゼント
- ▶言葉の端々にあなたの姿勢は現れてきます　▶相反する，「過不足なく」「迅速に」
- ▶求め続けるその姿勢 ～聞いても学べ～

3 プレゼンのマナー「順序を守る」 時間と論理 ———————————————— 30
- ▶プレゼンテーションはまず順序が大切　▶順序におけるルール①：時間軸
- ▶順序におけるルール②：論理の流れ　▶順序を守ることは聞き手へのマナー

4 症例プレゼンの形式・型とは？ フルプレゼンテーションで見てみよう ——— 35
- ▶医療現場で行われるプレゼンテーションの種類　▶ビジネスプレゼンテーションとの違い　▶フルプレゼンテーションの形式　▶主観と客観を分ける："診断推論"的観点から　▶アセスメントと所見も分ける：ミスリードを防ぐ

5 症例プレゼンも"話し方が9割"? ─── 46
- ▶ 聞き取れなければ，いい内容も台無し　▶ ここでも本質は聞き手のニーズ：思いやりの心と努力　▶ 5-finger rules から"おもてなし3要素"まで
- ▶ speak up!! 聞こえなければ試合終了　▶ 速度はNHKルールで「あいうえお」
- ▶ とにかく多い「えー」「あー」：filler words 撲滅宣言　▶ 上級者向け，さらなる2つの要素：音程・間　▶ 上達への近道は，自分の癖を知る

6 見た目は症例プレゼンに影響する? ─── 55
- ▶ 静的要素：見た目 〜一瞬で判断される〜　▶ 動的要素：表情や所作〜全身で情報を発信している〜　▶ 内容と信頼性が9割

7 練習は裏切らない ─── 61
- ▶ 緊張との闘い　▶ プレゼンテーションを反射的にできるようにする
- ▶ とにかく唇が慣れるまで50回くり返せ！　▶ 厳しめのフィードバックをもらうこと

STEP 2　いざ実践！日常診療でプレゼンテーション
〜質を高めるには何より"自分の中"〜

1 効率性より網羅性　まず情報を集めてなんぼ ─── 68
- ▶ プレゼンテーションにおける情報量のバランス　▶ 患者さんの情報は自分が一番詳しくなれ！　▶ 網羅する感覚の重要性　▶ エウレカの求め方〜情報を網羅的に集めて，記憶して，理解して〜

2 より洗練されたプレゼンへ　集めた情報は捨ててなんぼ ─── 77
- ▶ 集めた情報は捨ててなんぼ 〜断捨離〜　▶ 聞き手は誰か？ 話し手はどう診断したか？　▶ 論理的な話の流れに必要な情報以外は捨てる

3 共通言語化がニーズに応えるポイント　まとめてなんぼ ─── 83
- ▶ 患者の言葉のままプレゼンしない　▶ 捨てて集めて，集めて捨てて
- ▶ 鑑別診断とアセスメント〜最終目的地「話し手の診断」まで論理でつなぐ

4 形式が変わっても大切なことは変わらない！応用力レベル1
定期的に行うショートプレゼン　さらに捨てる勇気 ———— 91
- ▶ ショートプレゼンテーションの特徴　▶ 情報共有＝経時的変化の評価
- ▶ 実際にショートプレゼンテーションの形式に落とし込んでみよう　▶ ショートプレゼンテーションでも方向性が大切　▶ さらに省く勇気をもつ！断捨離力！
- ▶ pertinent positive/negative の重要性

5 形式が変わっても大切なことは変わらない！応用力レベル2
臨時のショートプレゼン ———————————— 100
- ▶ 緊急性の判断は話し手の責任　▶ 緊急性が高いとき，コンサルテーションに近くなる　▶ 緊急性が低いときに陥りがちな"伝書鳩"　▶ 次の行動プランを指導医にぶつける！　▶ 緊急時に有用な SBAR 式プレゼンテーション

6 上級医に動いてもらいたい　動かしてなんぼ ———— 111
- ▶ 信頼を獲得するプレゼンテーション　▶ 数字の強み：客観的情報の信頼性
- ▶ 提案型プレゼンテーションで方向性を示す　▶ 表現方法によって，方向性の受け取り方が変わる

STEP 3　相手を動かす！コンサルテーション

1 コンサルテーションの大前提　相手を動かす ———— 124
- ▶ コンサルテーションはビジネスプレゼンテーションに近い　▶ 思いやりコンサルテーション〜情報の優先順位をつける〜　▶ コンサルテーションは主語が違う

2 コンサルテーションにおけるニーズとは
区別すべき2つのニーズと相手によって変わるニーズ ———— 129
- ▶ コンサルテーションの区別すべき2つのニーズ　▶ コンサルタントの医学的なニーズとは　▶ 医学的なニーズ①：緊急性　▶ 医学的なニーズ②：目的　▶ 個人的なニーズとは　▶ 敬意でのサンドウィッチ形式　▶ コンサルタントの分類

3 内科系へのコンサルテーション　診断の確定と主治医の決定 ——— 137
- ▶目的を深めたコンサルテーション　▶注意①：「"疑い"診断」と「診断の確定」は異なる　▶注意②：思考プロセスが重視される　▶「主治医は誰か」を明確に　▶主治医を引き受けてもらうために　▶今後の具体的な行動にさらに落とし込む

4 外科系へのコンサルテーション　conclusion first！来てもらってなんぼ ——— 144
- ▶外科は conclusion first　▶手術するリスクをとりやすくなる環境整備　▶外科医にはとりあえず来てもらってなんぼ

5 マイナー科系へのコンサルテーション
専門の目でもう一度洗い直してもらう ——— 149
- ▶そもそもマイナー科とは？　▶マイナー科に提供すべき情報とは　▶特に敬意を払うことを忘れずに！

6 他職種へのコンサルテーション ——— 153
- ▶何より"情報共有"　▶看護師のニーズ①：実臨床に沿った具体的な指示　▶看護師のニーズ②：論理性を中心とした情報の共有　▶薬剤師のニーズ：診断と治療薬の関係性　▶臨床検査技師のニーズ：緊急性　▶リハビリスタッフのニーズ：現在の状況と最終的なゴール　▶ソーシャルワーカーのニーズ：医学的判断と問題点

STEP 4　学会・レクチャーでのプレゼンテーション

1 学会での口頭発表（podium）　まずはフレームワーク・形式 ——— 170
- ▶まずは構造を知っておく　▶とりあえず IMRAD & ICTODC　▶発表データを効率的に伝えるためのマナー　▶口頭発表：podium プレゼンテーション　▶明確なメッセージを伝えるための visual aid　▶聴衆の前でメッセージを伝えるポイント　▶最後のまとめから質疑応答まで

2 ポスター発表，そしてそこから学ぶこと ——— 180
- ポスター発表って何が違うの？ ▸ 一対多数のプレゼンテーションの本質〜無関心との闘い〜 ▸ 海外のポスター発表から学ぶ，聞き手あってなんぼ

3 講演・レクチャーを頼まれたら　カリスマプレゼンへの道 ——— 187
- ▸ 今度は"話し手"の立場に立って聞く!? ▸ 双方向性の重要性
- ▸ opening：インパクトをもたせる ▸ delivery：寝させない，退屈させない！集中力を維持させるテクニック ▸ closing：いかにポイントを絞ってまとめるか "Teach less" ▸ feedback：レクチャー自体のさらなるステップアップが必要とされる

学習のPoint総まとめ ——— 200

おわりに ——————————————— 水野　篤

COLUMN

- 日本におけるプレゼンテーションの定義 ——— 18
- プレゼンテーションは"体験のプレゼント" ——— 29
- プレゼンで現場感を出すコツ ——— 45
- ホテルでは左手を前にして手を組む？ ——— 60
- エレベーターピッチとは ——— 66
- ユーレカ（エウレカ） ——— 76
- 捨てる基準 ——— 82
- 論理的とは？ ——— 87
- 情報の解釈・統合とコミュニケーションリスク ——— 89
- 中間があってもいいんじゃない？　聖路加国際病院内科プレゼンスタイル その① ——— 99
- だいたい1分，早口でダッシュ感　聖路加国際病院内科プレゼンスタイル その② ——— 109
- 丸暗記と意気込み　聖路加国際病院内科プレゼンスタイル その③ ——— 119
- 言語化とヴィトゲンシュタインから学ぶもの ——— 122
- "丸投げ"と思われないために ——— 128
- 時代と電話 ——— 136
- 人間力 ——— 148
- 疾病モデルと生活モデル ——— 166
- 感受性 ——— 179
- ストリートライブから学ぶボディコントロール ——— 186
- Magic number 3 ——— 197

STEP 1
プレゼンテーションの基本
~まずはアウトプット，"自分の外"を意識する~

▶▶▶ STEP1　プレゼンテーションの基本　〜まずはアウトプット，"自分の外"を意識する〜

1 プレゼンはここで差がつく！
勝負はプレゼンテーションの前に決まっている

研修医　「先生，今回プレゼンテーションについて指導してくださるって伺いました．無茶苦茶楽しみにしてます」

指導医　「せや，がっつり俺流に指導していくからしっかり話聞いとけよ」

研修医　「ただ，プレゼンって人によって，そんな違いでますかね？　緊張しているかどうかぐらいの違いではないんですか？」

指導医　「いきなりがっつり噛みついてきたな．ほな，まずプレゼンには100人いたら100通り，二度と同じプレゼンはないということを理解してもらわなな」

研修医　「そんなもんですかね…」

学習の Point
❶ プレゼンテーションとは "しゃべる" こと
❷ 勝負はプレゼンテーションの前，"自分の中"
❸ "自分の外"「聞き手のニーズ」「順序」「形式」「伝え方」

▶ 日常臨床での会話もプレゼンテーション

朝の回診を終えた後に，廊下でばったり会った指導医にこう聞かれたとします．

指導医　「昨日の新規入院の患者さん，今日どう？」

あなたならどう答えるでしょうか？
ここでは2人の研修医に出てきてもらいましょう．

研修医A　「あ，はい．何となくだるさはよくなったって言っていました．熱は，えーと，多分ないです．呼吸音は改善傾向で，抗菌薬の反応はまあまあです」

研修医B　「はい，市中肺炎に対してABPC/SBTを開始しましたが，昨日の38℃の発熱は本日36.8℃まで解熱し，本人の倦怠感の自覚症状も改善しています．呼吸数は16回/分で左下肺野のcoarse crackleも昨日よりは改善傾向です．喀痰の培養検査の進行状況を検査室にこれから確認してきます」

2人ともそれぞれ答えていますね．本書のテーマはプレゼンですので，予想されているかもしれませんが，すでにこれも「**プレゼンテーション**」です．このような**何気ない会話こそがプレゼンテーションの基本**です．何も症例プレゼンテーションをするときだけではないのです．

そもそも，プレゼンテーションとは何でしょうか？　皆さんも，なんとなくはイメージがあると思いますが，パッと思いつくのは，学会発表でしょうか？　それともTED ConferenceであったりApple社のSteve Jobsのようなカリスマプレゼンテーションのイメージでしょうか？　あるいは，もっと現実的に昨日の入院患者の症例報告をするようなイメージでしょうか？

どれも正解です．結論から言えば，プレゼンテーションとは**"しゃべる"**こと，コミュニケーションすることです．もっと言ってしまえば，"しゃべる＝対話をする"という堅苦しい話でなくとも，**相手に向けて何かを伝達しようとすること**はプレゼンテーションとしてよいかもしれません．そう考えれば，大切な要素は簡単です．

▶プレゼンテーションは聞き手ありき

　では，先ほどの2人の研修医の返事(＝プレゼンテーション)を比べてみるといかがでしょうか．もし自分が指導医の立場だったらどのように感じるかを想像してみてください．よいプレゼンテーションの定義は非常に難しいですが，研修医Bの方が研修医Aよりもよいと思う人が多いのは間違いないでしょう．では何がよいと感じさせるのでしょうか？
　本書でふれていく，いくつかの要素がありますが，

"研修医Aと比較して研修医Bは**指導医が知りたい**情報を簡潔にまとめている，まとめようとしている"

とか

"研修医Bは「**おそらく指導医は**全身状態や呼吸数の変化，身体所見などの昨日からの変化，初期治療の効果を確認したい**と思っているだろうな**」と頭のなかで想像している"

といったことが考えられます．
　まず，ここが大切です．つまり，**聞き手のことを考えている**かどうかです．したがって，そもそも**話しはじめる前にすでに勝負はついています**．敬語などもなぜ重要かというと，まず聞き手に敬意を払っているかということです．**プレゼンテーションは基本，聞き手あってのもの**です．聞き手の立場で規定されることを知っておく必要があるのです．もちろん，話す順番や，声のトーン・姿勢といったプレゼンテーションの方法・技術も重要ですが，これらはまず「聞

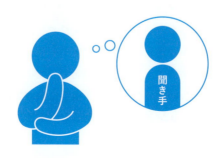

き手」への理解ができていないと全く意味をなしません．つまり，**よいプレゼンテーションに最も必要な要素は「聞き手」への理解**です．

そもそも，研修医同士のプレゼンテーションを比較するなんて！！というお言葉が聞こえてきそうですが，研修医Aと研修医Bの両方の返事を聞いた指導医は2人に差を感じてしまうのは事実です．人間というものはどうしても無意識でも比較してしまいます[1]．せっかくだったら，聞き手が素晴らしい！と感じるプレゼンテーションを追求し，よりよい医師生活を過ごしていただくことを願っています．まぁ，デキるプレゼンテーションを行うためのとっかかりと思って我慢して最後まで読んでみてください．

▶"よいプレゼンテーション"とは

それでは，皆さんが「聞き手」だとしたら，よいプレゼンテーション・デキるプレゼンテーションと感じるのはどのようなものでしょうか？　皆さんは感動的なプレゼンテーションを経験したことがありますか？　どんなところがよかったか，その要素をできるだけ多く挙げてみてください．

「わかりやすい」「心を動かされる」「TPOにあっている」「ポイントが絞られている」「おもしろい」「聞きやすい」

などでしょうか？
一方，こんなプレゼンテーションはいまいちだという要素を挙げてみましょう．

「声が小さい」「内容がまとまっていない」「専門的すぎる」「話が単調」「どこが重要かわからない」「抑揚がない」「眠くなる」

などでしょうか．だいたい皆さん，よくない要素の方がピンとくるのではないかと思います．よいプレゼンテーションを定義するのは非常に難しく，悪いプレゼンテーションを定義するのは非常に容易です．批判は簡単だということです．

これらの要素をよく考えると，プレゼンテーションは相手に何かを伝達するという点から，大きく次の2つの枠組みのなかで考えてもよいでしょう．

① 自分の中の問題
② 自分の外の問題（アウトプット）

ほとんどのプレゼンテーションの書籍においては，②のアウトプットの方法についてしか記載されていません．例えば，声が小さいとか，聞きとりにくいという点は，声を大きくした方がよいよ！ということです．本書ではこれも取り上げますが，「内容がまとまっていない」とか「専門的すぎる」というようなことは，実はアウトプットの方法論以前の話も重要になります．**アウトプットの様式より大切なことは「自分の中」でできている内容です**．ほとんどのプレゼンテーションの内容は**プレゼンしているその瞬間に作成されているわけではないはずです**．自分の中にあるもの以上のものは出せません．

このように考えると，**自分の中にある内容を聞き手に合わせて"うまく"アウトプットする**ということが重要だとわかるはずです．ただ，問題はその内容が出来上がる様子はアウトプットされたプレゼンテーションそのものからは見えません．星の王子様が言っているように「大切なものは目に見えない」のです．ただ，感じます．アウトプットされたものだけが見えてしまうので，それを何とか補おうとすることに終始する人がいますが，本末転倒です．重要なのは自分の中の部分ですので，ここだけは忘れないでください．
もう一度大切なので言います．

「勝負はプレゼンテーションの前に決まっています」

▶プレゼンテーションのロードマップ
〜自分の中と外〜

では，プレゼンテーションを改善するためには，どのようにするかですが，コミュニケーションのプロセスや言語学の学習に当てはめて考えるとよいで

しょう．よく理論的にはこれらの過程は input − process − output の3つに分類されますが，プレゼンテーションの作成過程をロードマップとして可視化してみました(図)．

すべての得られた情報は記憶され，理解され，再構築されます．聞き手のニーズを理解したうえで，その情報を自分の外に出すわけです．図のようにプレゼンテーションは主に自分の外の部分，アウトプット部分しか目に見えませんが，この図の通り，プレゼンテーションのかなり多くの部分は**その手前のところ，つまり自分の中にある情報の処理過程に依存する**のです．ですから，すでにアウトプットする前に勝負が決まっているのです．もう1つ，このロードマップが特徴とするのは，自分の外の言語的・非言語的アウトプットが聞き手などの状況でフィードバックされるということです．これにより少しずつプレゼンテーション中でも情報を変化させてゆく必要があります．ここまでいくとかなり高度なプレゼンテーションですが，これは STEP3 〜 4 でふれましょう．ここでは，まず自分の中にある情報，つまりアウトプットの前の段階がかなり重要であるということを認識しておいてほしいということです．指導医と比較して，専門的知識が足りない研修医では，どれだけ表面をとり繕っても，プレゼンテーションとしてうまくいかないことが多いのも当然なのです．

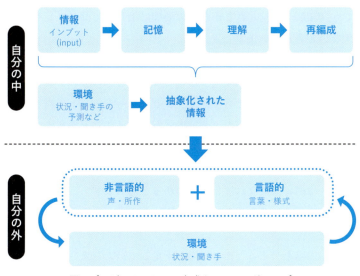

図　プレゼンテーション完成までのロードマップ

▶ 大切なのはアウトプットの前,
   でもアウトプットが悪いと伝わらない

　医師はその社会的役割からもプレゼンテーションの機会は多く,必須とされる臨床能力の1つと言い切ってよいでしょう.

　皆さんは,大学で,あるいは医療現場でプレゼンテーションの勉強はしましたでしょうか? もしかしたら最近の教育ではうまくとり入れられているかもしれません.大学で学習していなくても,実生活のなかで,トライ&エラーで先輩のプレゼンテーションを見よう見まねで学ぶことは多いと思います[2].一方で,よほど教育的な指導医でなければ,実際にプレゼンテーション自体を積極的に教えようとする指導医は比較的少ないかもしれません.

　なぜでしょうか? 私の答えは2つあって,1つは前述の通り,プレゼンテーションの本質は内容です.「ほとんどの勝負はプレゼンテーションの前に決まって」いるからです.本質的な情報に意味がなければ,**プレゼンテーションの様式だけ教えても,本来よいプレゼンテーションになるわけがない**のです.もう1つは,プレゼンテーションは一期一会です.聞き手の状況によりプレゼンテーションは変化するものであるからです.同じ言語で,同じ聞き手に,同じ内容を話しても,時間とか,忙しさとか多くの要因により全く同じプレゼンテーションはできないと考えています.

　この2つの側面をもつと教育するのは難しいのです.内容は1日にしてならず,また聞き手の状況は毎回変化するので,あるときはよいプレゼンテーションでも,ある日は同じ内容でもダメなプレゼンテーションとされることすらあるわけです.こういう理解がないと,形式だけ教えて,どうもイマイチすっきりしないなぁということになります.実際に,プレゼンテーションを形式だけ教えたときに感じる,あの「しらじらしさ」と言ったら本当に悩ましいときがあります.これは指導医になればきっとわかると思います.心の奥底では誰もが理解しているのです,そんなところに本質はないと.

　では,結局内容をつくるための知識が不足していたらよいプレゼンテーションができないのではないか? ということになりますが,もちろんその通りで

す．いくら表面を繕っても全く意味がありません．ですので，ぜひ自分の中にある知識などの情報を永遠に高めていってほしいです．ただ，せっかく自分の中を高めてきたときに，アウトプットのしかたが悪いと伝わらないのも事実です．

▶ プレゼンテーションの「基本のキ」
〜まずはアウトプットを教えます〜

　本書では，先ほどのロードマップで言えば，まずSTEP1で"自分の外"つまりアウトプットのしかたについてふれていきます．STEP2で内容をさらに良くするための"自分の中"の部分についてもう少しふれたいと思います．STEP3，4ではリアルタイムとはいかないまでも，聞き手の変化に合わせた対応についてさらにお話する予定です．医療現場では，例えば急変時に簡潔に用件だけ伝える場面，難しい症例をじっくり検討する場面などさまざまな状況下で，求められるプレゼンテーションは異なってきます．このように包括的な概念であるプレゼンテーションをいくつかの視点で学び，実践できるよう解説していきます．

　まずプレゼンテーションを学習するための「基本のキ」として大きく3つの枠組みを考えました．

● プレゼンテーションの「基本のキ」

- 何より「**聞き手のニーズ**」に合致している　　　　⇒ STEP 1-2参照
- 「**順序**」「**形式**」に従って，共通の思考回路である ⇒ STEP 1-3，4参照
- 「**伝え方**」も十分トレーニングされている　　　　⇒ STEP 1-5，6参照

　ここまでお話してきている皆さんにはおわかりの通り，「聞き手」が最も重要です．その前提のもと，順序・形式・伝え方の3つについてしっかり押さえておけば，内容がまだまだ未熟でも，1つ形にすることができると考えます．

【参考文献】

1）「Thinking, fast and slow」（Kahneman D），Farrar Straus and Giroux, 2011
2）Haber RJ & Lingard LA：Learning oral presentation skills: a rhetorical analysis with pedagogical and professional implications. J Gen Intern Med, 16：308-314, 2001

> **COLUMN** 日本におけるプレゼンテーションの定義
>
> 　presentation に似た用語に public speaking, speech などがありますし，症例プレゼンテーションは oral case presentation とされ，英語では一部区別されていますが，日本ではこれらすべてをプレゼンテーションと呼ぶことが多いです．一部の定義では，PowerPoint など visual aid を用いるものをプレゼンテーションとすることもあります．

▶▶▶ STEP1　プレゼンテーションの基本 〜まずはアウトプット，"自分の外"を意識する〜

プレゼンの本質は「聞き手のニーズ」
思いやりプレゼンテーション

研修医　「確かにプレゼンの基本ぐらいは知っておいてよいような気がしてきました」

指導医　「なんかちょいちょい表現が気になるけど，まぁそーいう気分になってくれただけでもええわ」

研修医　「でも，具体的にどうしたらいいかわからないんですけど」

指導医　「せやな．前項の最後にふれた，『**聞き手のニーズ**』『**順序**』『**形式**』『**伝え方**』をまず理解してもらわなあかんねんけど，この4つのうち最も大切なんはどれや？」

研修医　「伝え方ですね！」

指導医　「ちゃうわ．まず『**聞き手のニーズ**』やねん．何より聞き手あってのプレゼンテーションや．ほな，今回は『**聞き手のニーズ**』っていうもんがどんなもんか，ちらっと感じとってもらうからな」

研修医　「はいはい」

指導医　「なんか，ちょいちょい気になるんやわ．これは**氷山モデル**の下の部分，先生の人間性とか隠れた考え方が気になるってことや」

研修医　「？？？」

指導医　「まぁ，とりあえず進めよか」

学習のPoint
① 「聞き手のニーズに合わせる」，つまり聞き手の立場に立つ
② 相反する"根源的ニーズ"「過不足なく，迅速に」
③ 聞き手になり，"聞いて学べ"

▶聞き手のニーズに合致しないプレゼン？

 では，プレゼンテーションの基本について考えましょう．少し医学的なところから離れた例で考えてみます．ちょっとした会話を想像してみましょう．

 あなたが新幹線に乗るために急いでいて，もし東京駅までの道のりを通行人に尋ねたとします．

あなた　　「東京駅までの道のりを教えていただいてもいいですか？」
通行人　　「おー東京駅だな．ここから15分ぐらいかかるんちゃうか．東京駅から出張かい？　ずいぶん慌てて．東京駅には最近うまいもんが多いからな．特に地下1階にできた新しいケーキ屋はずいぶんと人が並んどったなぁ．1回行ってみたらどないや」
あなた　　「ありがとうございます．ここからどのように行くのですか？」
通行人　　「えーっと，だいたいあっちの方面だ．結構ややこしいから，自信ないわ．あの店員さんに一緒に聞きに行くかね」
あなた　　「…（急いでいるのですが…）」

 こんな会話は聞いたことがありませんが，これに近いことが症例プレゼンテーションの現場では多々行われています．ここから**聞き手のニーズ**，特に「**根源的ニーズ**」を理解してほしいのです．
 急いでいるあなたは，「**求めている情報＝東京駅までの道のり**」をまず「**迅速に（簡潔に）**」・「**わかりやすく**」伝えてほしいと思うはずです．それなのに，その情報が得られないうえ，時間もかかるということで全くかみ合わない会話（コミュニケーション）になっていることは容易に理解できると思います．話し手（今回は通行人）の言っていることが正しいか間違えているか？ではないのです．聞き手にとって必要ない情報が多いのです．そもそも，道のりという特定の情報についてわからないなら，わからないと言ってほしいと思うはずです．これがいわゆる**聞き手のニーズ**に合致していないプレゼンというやつです．
 よく症例プレゼンテーションの現場において，短いプレゼンテーションと長いプレゼンテーションは使い分けるようにと教えています．また，長さだけで

なく診療科ごとの分野によっても必要なプレゼンテーションは異なってきます．これも本質は**形式ではなく，その聞き手が何を求めるか？ということ**にあるのです．例えば，形式をどれだけ工夫していたとしても，循環器内科のベッドサイドと，膠原病科のベッドサイドで求められる情報は違うはずです．さらに，状況によっても異なりますが，前者では心電図所見の方が身体診察より優先されることすらあります．したがって，形式とかプレゼンテーションの方法という外に見えるところだけではなく，

「聞き手のニーズに合わせて」

行うことこそがプレゼンテーションの本質です．

▶ プレゼンテーション＝プレゼント

聞き手のニーズといってもピンとこないかもしれないので，よく言われる例を用いて，

"プレゼンテーション"の語源は"プレゼント"

と考えていただければわかりやすいかもしれません．

もし，あなたがプレゼントを買うとしたらどのようなことを考えて選ぶでしょうか？ 何をあげたら喜ぶか，相手の好みや欲しいものを考えながら選ぶと思います．プレゼンテーションも同様に，聞き手が何を求めているかを考える必要があるのです．そのためには，そもそも聞き手がどのような人物かを知る必要があります．

つまりプレゼンテーションは話し手が聞き手に物事を伝えるという，一方向性のコミュニケーションとしての性質がよく示されているのですが，いったん**"聞き手を理解し，聞き手の立場に立ってみる"**作業が必要不可欠なのです．ここで，全く知らないはじめて会う人にプレゼントを買うことを考えてみてください．知らない相手がどのような人か想像し，何が欲しいか考える…めっちゃ

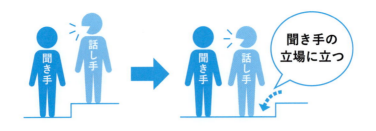

難しくないですか？ プレゼンテーションの難しさはここにあるのです．したがって，初期研修医の先生がローテーションした際に次のローテーション先でプレゼンがどうもしっくりこないということもしかたがないことです．各科のことを知ったうえでプレゼンテーションを調整してゆくものなのです．

▶言葉の端々にあなたの姿勢は現れてきます

ただ，しかたがないと言ってばかりでは進みません．本来は聞き手のニーズを理解してプレゼンテーションするべきですが，相手がどんな人かわからないときにはどうするか？ということを考えましょう．これはいわゆる，**初対面の相手へのマナー・礼儀**と同じです．ここがアウトプットの形式を理解することにあたります．つまり，あくまでアウトプットの形式の重要度がより高くなるのは，相手がわからないときです．もちろん前にもふれましたが，リアルタイムにアウトプットを変えてゆけばよいだけなのですが，初学者はそこまで相手のニーズの変化を感じとることは難しく，まず自分の情報をアウトプットすることだけに集中することが多いでしょう．そして，マナー・礼儀にこだわりすぎると，結局相手のニーズに合致しないこととなるのは想像に難くありません．

さて，本題に戻りましょう．前述の通り，聞き手を知る・聞き手の立場に立つということをしてないとどうなるか？ これは，先ほどの道を聞いたあなたと同じように，有効なコミュニケーションが得られないことでしょう．いくら会話・コミュニケーションの形態をとっていても，またプレゼンテーションの聞き手がどれだけ具体的に「こういうことを話してくれ」と指示しても，プレゼ

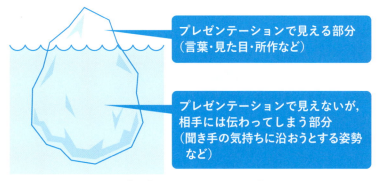

図1　プレゼンテーションの氷山モデル

ンテーションする側が聞き手の事情を勘案できないようであれば，結局有効なコミュニケーションにはならないのです．

　少し目に見えにくい部分の論理になりますが，プレゼンテーションは聞き手の気持ちに沿ってやっているという姿勢がまず何より大切です．実際にこれは言葉の端々や態度に現れてしまうのです．図1のような氷山モデルで考えてみましょう．実際には"プレゼン＝しゃべる"ということで，「言葉」を伝えているつもりでも，氷山モデルの水面下の見えない部分，つまり奥に隠れた「人間性」が出てしまうんです．恐ろしいですね．うまく隠すテクニックはいくつもありますが，最終的にはわかってしまうものです．しつこいですが，

「聞き手のニーズに合わせて」行うために，
「聞き手を知る」「聞き手の立場に立ってみる」

ことが大切です．

▶ 相反する，「過不足なく」「迅速に」

　本質に関する精神論だけでは，構造を理解したことにはなりませんので，まず「聞き手を知る」「聞き手の立場に立ってみる」ということを具体的に考えてみ

ましょう．
　最初の道案内の例でもふれましたが，しゃべることというのは，

情報の伝達という「目的」の要素に加えて，
時間をとるという「結果」が伴います．

　重要なこととしては，

① 必要な情報が
② 迅速に

伝えられることが最も効率がよいプレゼンテーションとなるはずです．それぞれの聞き手のニーズをその場その場でとらえてプレゼンテーションしてほしいのですが，どのような場面においても絶対考慮しておいてほしい内容があります．
　それは，

「**適切な情報量を**」
「**短時間で**」

ということです．考えてみれば当たり前のことですが，これは聞き手にとっての"**根源的ニーズ**"を示しています．短時間ではなく，ゆったり聞きたいという方もいるかと思いますが，これは様式で考えるべきところです．例えば，個別の聞き手のニーズに合わせて一部を長く説明したりするといったことはあります．しかし，まずプレゼンテーションではこの2つの根源的ニーズを理解する必要があります．聞き手のニーズを理解するなかで筆者が最も大切と考えているポイントは，この「**情報量**」「**時間**」という**2つが相反すること**です．**図2**のように情報量が増えると，説明の所要時間も増えます．しかし，所要時間だけ減らしてゆくと，情報量が不足するのです．このバランスをどこかでとろうとする作業が個別の聞き手のニーズをふまえた調整です．聞き手のニーズがどこにあるのか？ということを考えうまく調整してほしいのです．

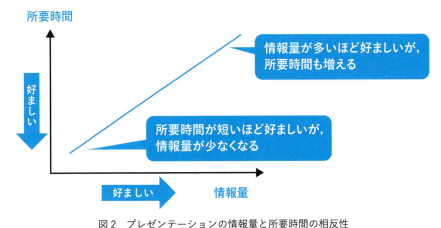

図2　プレゼンテーションの情報量と所要時間の相反性

まとめて表現しておきますと,

「過不足なく,迅速に」

です.
　この2つの軸で,相反する問題をどう解決するか？ということですが,ある程度のアウトプットの基本原則を理解してもらうことでプレゼンテーションの非常に良い・非常に悪いという外れ値を減らします.
　まず症例プレゼンテーションの範囲で考えます.第一段階としてSTEP1の残りでは"自分の外"に出すアウトプットの基本となる,

「順序」「形式」「伝え方」

を理解していただきたいと思います.
　そして,STEP2ではプレゼンテーションをよりよいものにするために"自分の中"を洗練してもらいたいわけです.そのためのキーワードは

「網羅的情報の収集」「断捨離」「抽象化：共通言語化」

です．

　フレームワークを用いることでこの情報量と所要時間という相反する問題を解決した，より効率的なプレゼンテーションになることは間違いありません．

　ここまで根源的ニーズについてふれてきましたが，くり返すと本質は「聞き手にとって」どのようなプレゼンテーションが望ましいかをいったん**聞き手の立場になって考えてみる**ことです．どのようなプレゼンテーションであれば，**自分が体験したように共有され，時間効率がよいか？** 情報量が多くてもその場の時間が長くなります．不足していてももう一度その情報を聞かねばならないので**時間の無駄**が生じます．つまり「**過不足なく，迅速に**」です．

▶求め続けるその姿勢　～聞いても学べ～

　聞き手のニーズ，特に根源的ニーズである"過不足なく，迅速に"情報を提供することは重要です．医学生や研修医の間はプレゼンテーションで上級医に患者情報を伝える場面が多いと思います．逆に年数が上がってくると後輩や他の医師からのプレゼンテーションを受ける場面が多くなってきます．**プレゼンテーションを受ける側になってはじめて，自分がどのような情報が欲しいかということ，そしてそれを正確に伝えてくれるかを話し手に期待していることが理解できるようになります．**読者の先生のなかでも，上級医になってようやく，この聞き手のことを考えるという過程に気づく人がいると思います（かくいう自分もそうでした）．聞き手のニーズを考えられたプレゼンテーションをわれわれは，**"思いやり"プレゼンテーション**と呼んでいます．

　プレゼンテーションを受ける場面が多くなると，自分のプレゼンテーションも上達していくことは間違いありません．ということは，まずプレゼンテーションを上達させるにはどうすればよいかは簡単です．

　他の人のプレゼンテーションを意識的に聞くことです．

　特に，**プレゼンテーションの情報量・時間の長さという点に注目して，聞き

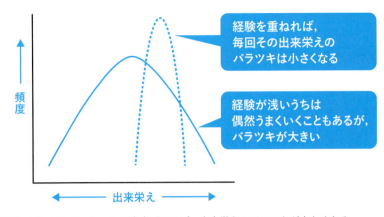

図3 プレゼンテーションの実力がつけば，出来栄えのバラツキが少なくなる

手のニーズに合っているか，意識的に聞いてみましょう．回診で，自分のプレゼンテーションが終わったら一安心ということで，ぼーっとしている場合ではないですよ！

そうすると，自分のプレゼンテーション能力は間違いなく上達します．もちろん経験の法則から経験数に初期は比例するのですが，他の人のプレゼンテーションから学び，意識的に思いやりをもとうとする人と，そうでない人では違いが出ることは明らかです．

プレゼンテーションのベストは"**過不足なく**"ですが，世の中の物事に過不足ないものなどほとんどありません．どんなデータであったとしてもブレは生じるのです．われわれは職業人ですので，その狙っているところにどのくらい平均・中央値を近づけるか，またバラツキを少なくできるのか？です(図3)．これを強制的に減少させるためにフレームワークを用いるのですが，実際にはリアルタイム性も重要です．ここは経験です．知識と経験を重ねていくなかで自分なりのプレゼンテーションができてくると思います．

STEP3,4で説明するプレゼンテーションになると，よりリアルタイム性も強くなります．講演などを自分で経験していくとわかると思いますが，聴衆と見事にうまくまじりあって，画期的で手ごたえがあるプレゼンテーションにな

る場合もあるんです．しかしそれが続かないようであればやはりまだまだバラツキの問題があるのです．偶然うまくいくことに期待するのではなく，**着実に力をつけていくには意識的に行う方が効率的です**．そのために本書があるわけです．

　しつこいですが，
「ほとんどの勝負はプレゼンテーションの前に決まっています」

　常にbetterを求め続けるのです．臨床医は**その姿勢が大切**です．ただ，いくつかの礼儀作法があるのも事実です．本項ではまず，**「過不足なく，迅速に」行う**ために，まず聞き手を知ることが大切ということに注力しました．礼儀・マナーも大事ですが，何よりも"**思いやりをもって話そうとする姿勢**"が大切であり，そうした人間性は隠せません（氷山の話でした）．
　次項では思いやりプレゼンテーションを行う際にまず重要な「順序」について解説していきます．

COLUMN プレゼンテーションは"体験のプレゼント"

　聞き手のニーズということを考えてみましょう．プレゼンテーションの語源はプレゼントとお話しました．日本語でプレゼントと言えば，「贈り物」ですが，もう1つの英語の意味では，present というのは「存在する」ということです．さらに現在という意味もあります．

　こう考えてみると，非常に明確です．基本は話し手が経験したもの，考えたものを聞き手に伝えるのがプレゼンテーションです．最も根源的には，「話をしているその時間に，話し手が経験したもの，考えた経緯をあたかもその場にいたように聞き手が経験できる」ように情報共有するのが基本です．この体験をプレゼントする＝贈るわけです．ドラマ・ゲームなどの没入感も，最終的にはヴァーチャルリアリティ（仮想現実）も人間のコミュニケーションの最終到達地点は自身の体験することなのだと思います．深いですね．

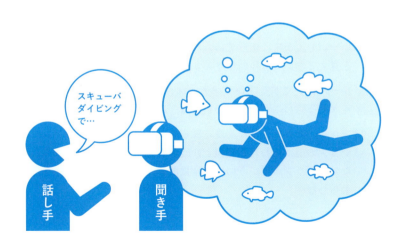

▶▶▶ STEP1　プレゼンテーションの基本　〜まずはアウトプット，"自分の外"を意識する〜

3 プレゼンのマナー「順序を守る」
時間と論理

研修医	「先生！わかりました！先生は僕のニーズに合わせてくれてたんですね！」
指導医	「おうおう（汗）なんや，急にちょっと怖いわ」
研修医	「先生の指導に従ってゆきます」
指導医	「なんかちょっと怖いけど，進めて行こか．ここからは順序を覚えてもらおか．フルプレゼンテーションはしたことあるか？」
研修医	「あります！けど，なんか窮屈な感じしました．既往歴なのに，指導医の先生がこれは現病歴に入れろ！とか結構うるさかったです．既往歴は既往歴なんで，指導医の先生が間違えてるんじゃないかなと思うんですよ」
指導医	「いやいや，まずこの形式に入れることが大切やねん．ちょっとルールを覚えておいてもらわなあかんな」
研修医	「ルール嫌いです．プレゼンテーションってこうTEDみたいな感じでイケてる感じにしたいんですよね．あれって自由じゃないですか？」
指導医	「マジか，あれもかなり高度に練られとるねん．そもそもプレゼンテーションの前に培われた知識とか経験が先生とは次元が違うやろ．いきなりアドリブっていうのは完全に間違えとる．まずは順序を理解してもらわな…」
研修医	「ブツブツ」
指導医	「従うって言っとったやないか！！」

> **学習のPoint**
> ❶ 順序を守る①：時間軸
> ❷ 順序を守る②：論理の流れ
> ❸ 順序・形式を守るのはマナー

▶ プレゼンテーションはまず順序が大切

　ここではまず基本的に断りがない限りはフルプレゼンテーション(プレゼンテーションの分類については p.36参照)を行うことを中心に考えていきたいと思います．根源的ニーズ「過不足なく，迅速に」プレゼンテーションするためには，理解しておいてほしい3つの大切な要素があります．

　それは「**順序**」「**形式**」「**伝え方**」です．

　まず，この「**順序**」についてふれていきたいと思います．
　例えば，研修医が次ようなプレゼンテーションを行ったとします．

> 「患者は特に既往のない35歳男性で，主訴は発熱・下痢です．現病歴ですが，来院2日前に悪寒を自覚し，来院前日に39℃の発熱と下痢を伴ったために救急外来を受診しました．検査所見ですが，WBC 12,000/μL，CRP 6.3 mg/dL，肝酵素上昇はありません．
> あ，あと，痛みに関しては来院する直前が一番痛いと言っていました．身体所見的には腹部全体に圧痛がありまして．それとわかったのですが，海外渡航歴はインドに3週間前から約1週間行っていたそうです」

　プレゼンテーションに絶対唯一の答えはありません．ということで，いいんです．これでもいいんですよ…．ただ，もう少し良くなるはずなんです．
　文字で読めば必要な情報を伝えているようにも思えますが，実際にはプレゼンテーションは口頭ですよね．聞き手は聞きながら同時に情報を整理し共有していくことになるので，順序立てて話すことが重要になります．
　順序に関するルールは次の2つです．

① **時間軸**
② **論理の流れ**

　それぞれ見ていきましょう．

▶ 順序におけるルール①：時間軸

　まず順序において意識すべきなのは何より，時間軸(chronological)です．われわれは人として，時間軸ほど無意識に感じているものはありません．そして，通常の生活においては，この時間軸をひっくり返すことは基本的にありえません．文字であれば読み返すことができますが，口頭で聞く前提のプレゼンテーションでは，前に戻ってもう一度聞くのは非常に難しいと理解しておいていただきたいということです．特にわれわれは診断推論において，同じ事象であったとしても，現在に近い情報をより強く相関・因果関係を関連づけたいわけです．例えば，下痢で来院した患者に対して，3カ月前の食事と3日前の食事であったら，同じ食事という事象であったとしても，3日前の食事に強い関連性があると考えるのです．これは病態生理的にも，われわれの思考のバイアスとしても，そのようにできているのです．したがって時間軸に沿って適切に並べることは理解を深めることになるので，プレゼンテーションでの必須作業となります．時間軸で並べることは，そこまで難しくないと思います．

　そもそも根源的ニーズである，「迅速に」理解する点においても情報が時間軸に沿わずに行ったり来たりすると，聞いている側が情報を再構築するのが非常に難しいです．この再構築という作業は聞き手に無駄な時間をかけることになります(図)．言うまでもありませんが，効率が悪くなるのです．「過不足なく，迅速に」の原則から離れていますよね．

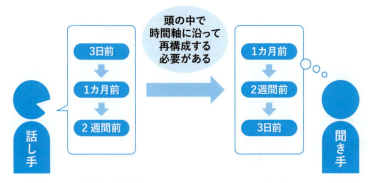

図　時間軸の再構築はコミュニケーションコストがかかる

よくあるのは，先程の例のように，自分が問診して得られた情報の順序に話をしてしまうことです．重要なことは，"**相手にとって理解しやすい**"**順序，時間軸**であることです．

▶ 順序におけるルール②：論理の流れ

絶対的な時間軸の流れに対して，一部例外があります．
それは，**論理の流れを大切にする場合**です．論理の流れで説明するときは

① 「○○だから××です」
② 「××です，なぜなら○○だからです」

という2種類の方法がありますが，国語・言語の観点ではどちらも正解です．

①は，理由 ⇒ 結論
②は，結論 ⇒ 理由

という順番ですが，これはプレゼンテーションにおいてどのように使い分けるのか？ということは非常に難しい問題です．ただ，

「聞き手に動いてもらう場合には，結論から」
「思考回路を共有する場合には，情報（理由）から」

という隠れた鉄則があります．人間は情報処理能力に限界があります．一緒に考えるときには情報を一緒に共有していくのが基本ですし，行動を求める場合にはまずそこをミスリードしないように先に結論を伝えておく必要があります．プレゼンテーションの形式については後でふれますが，例えば，フルプレゼンテーションと，コンサルテーションでは①②のどちらの流れがよいでしょうか？
フルプレゼンテーションは主に研修医の教育的目的および指導医がその診断推論に対しての妥当性を評価したりといった場で行うことが多いです．これは

まさに，思考回路を共有するスタイルです．つまり，①の「○○だから××です」というスタイルが基本となります．逆にコンサルテーションでは，相手に動いてもらいたいため②の「聞き手に動いてもらう場合には結論から」という考えにまさに一致します．

▶順序を守ることは聞き手へのマナー

順序のルールを理解していただいたところで，もう一度相手の立場に立って順序のルールを考えてみましょう．

話し手は患者の情報を全部もっているので簡単に頭のなかで状況をイメージできると思いますが，聞き手は全く情報がない状態から把握していくことを忘れてはいけません．**順序を守ることは事前情報をもたない聞き手へのマナー**と言えます．

"Never order dessert before the salad" という表現があります．サラダの前にデザートは頼むなってことですが，普段の順番通りに何事も行いなさいということです．外国語を習得するとき文法を覚えるように，まずは決まった順番のパターンを覚えていくことが重要です．

プレゼンテーションの順序のルールも，施設や上級医によってさまざまな方針はあると思います．もちろん必要に応じて**聞き手によって変えてください**．プレゼンテーションはあくまで聞き手あってのものです．聞き手に合わせて調整することを優先することをしつこくふれているわけです．

ただ，時間軸と論理のルールはかなり普遍的なものです．症例プレゼンテーションに限らずこの考え方は有効ですので知っておいて損はないでしょう．

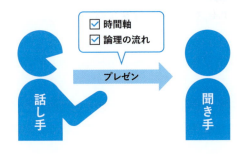

▶▶▶ STEP1　プレゼンテーションの基本　〜まずはアウトプット，"自分の外"を意識する〜

症例プレゼンの形式・型とは？
フルプレゼンテーションで見てみよう

研修医　「なるほど，順序を守るのはマナーなんですね．しかも聞き手によって調節をしていいっていうことで安心しました」

指導医　「せやな．無駄なコミュニケーションコストを相手に感じさせないようにする方法をうまく選ぶことが大切やねん．そもそも初学者はいきなり聞き手のニーズを追求するというよりは，まず形式に当てはめて学んでいってもらいたいんやわ」

研修医　「ところで，身体診察の所見とかって，自分でとっても不安なのでプレゼンするのが嫌です」

指導医　「おおっ，めっちゃ本質的な話やな．これは情報・**信頼度・再現性**の話やねんけど，これはSTEP2以降でやろか．ただ，基本的にフルプレゼンテーションの形式に入れておいてくれれば，指導医や聞き手が分かってないことも伝わるんで，指導医としてはそこを知りたい訳やな」

研修医　「なんか難しいっすね」

指導医　「せやな，まず最低限のところからおさえとこ．ここでは，プレゼンテーションの型・形式に関して，勉強してもらう感じやな」

---

❶ フルプレゼンテーションの形式を覚える
❷ 主観と客観を混ぜない
❸ 所見とアセスメントを混ぜない

▶医療現場で行われるプレゼンテーションの種類

　ここまではあらゆるプレゼンテーションに通じる基本を述べてきましたが，ここからは臨床医として医療現場でプレゼンテーションを行うための基本を解説していきます．

　実際には臨床医が遭遇するプレゼンテーションの場面としては，いくつか考えられます．いくつも呼び名があると思いますが，本書では以下の4つに統一させていただきます．

① フルプレゼンテーション
② ショートプレゼンテーション
③ コンサルテーション
④ 学会発表でのポスター・口頭プレゼンテーション

です．それぞれの簡単な説明については表に示します．

① フルプレゼンテーション（5～7分）
● 新規入院患者を指導医に報告する場合
● 年齢・性別，主訴，現病歴・既往歴・家族歴・身体所見・検査/画像所見・プロブレムリスト・アセスメント・初期治療を述べる
② ショートプレゼンテーション（3分）
● 入院患者の簡単な申し送りや上級医との回診でのプレゼンテーションなど
● 申し送りであればオープニングステートメントの後，現病歴・身体所見・検査/画像所見を経て，最終診断を述べる
● 回診では診断名・現在の治療内容を述べ，昨日（前回の報告）からの変化を主に伝える
③ コンサルテーション
● 自分が担当している患者さんの診断や治療方針について他科に相談する場合
● 最初にコンサルテーションしたいポイントを述べ，それから患者情報（概略）を伝える
④ 学会発表でのポスター・口頭プレゼンテーション
● 症例報告や臨床研究などを院外で発表する場合

表　医療現場におけるプレゼンテーションの種類

▶ ビジネスプレゼンテーションとの違い

　臨床医(医療者)にとってのプレゼンテーションは，非医療者にとってのいわゆる「**ビジネスプレゼンテーション**」とかなり異なります．異なる点は，大きく2つあります．

　まず，そもそも内容が異なります．医療者がプレゼンというと，**症例提示＝case presentation（ケースプレゼンテーション）のことをさします．患者情報や治療方針などを話すのが基本であり**，医療現場独自の概念が含まれます．

　もう1つは，目的が異なります．ビジネスプレゼンテーションは非常に強い目的があり，聞き手のことを理解したうえで，「聞き手をどう動かすか？」ということを優先的に考えますが，臨床医が行う症例プレゼンテーションでは担当患者について関係するスタッフとさまざまな**情報を共有すること，体験を共有することが基本**にあるということです．また，若手の医師にとっては教育される場所であるという意味もかなりの比重を占めます．

　もちろん，コンサルテーションや学会発表になれば聞き手を動かす要素が出てくることもあります．ただし，**まず情報共有し，それに対してどのように考えるかを議論する場を用意するのが土台**となります．これはビジネスプレゼンテーションと大きく異なるポイントなので知っておいて損はないと考えます．なお，特に聞き手を動かすことが目的の場合にはより強く，聞き手のニーズを理解しながら行う必要があることはこれまでの話の流れで理解できると思います．

　まずはこのSTEP1では，ひたすら症例のフルプレゼンテーションを中心にプレゼンテーションの基本・構造を学習していただき，これをショートプレゼンテーションやコンサルテーションに応用していけるよう進めていきます．
　なお，フルプレゼンテーションは診断推論の要素が強いので，循環器・消化器といった各専門科をローテーションしているときには少し長すぎる印象になります．しかし，原則を理解してはじめて応用ができます．まずSTEP1では原則を身につけることに注力しましょう．

▶ フルプレゼンテーションの形式

さて，臨床現場でのフルプレゼンテーションの具体的な形式の話に戻しましょう．

図のような流れが論理的に考えるための基本となります．これはルールですので，記憶するしかありません．

前半は患者さんの主訴や現病歴など**主観的所見**ですが，後半パートは**客観的所見**としてのバイタルサイン，身体所見，検査所見（血液検査，画像検査）と続きます．

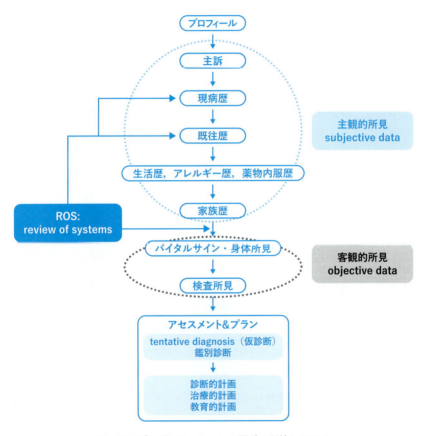

図　フルプレゼンテーションの順番は記憶しておく

前半が重要なので，少し解説します．

profile（年齢，性別，人種）⇒ 主訴 ⇒ 現病歴 ⇒ 既往歴 ⇒ 生活歴・アレルギー歴・薬物内服歴 ⇒ 家族歴

という順番で進められていきます．現病歴の後に追加問診事項や review of systems などが適宜入ってくるイメージです．なかでも，この**主訴⇒現病歴**というものが最も大切です．聞き手はほぼここでいくつかの診断をある程度想像しているわけです．循環器の領域で例を挙げれば，年齢と性別，そして，現病歴における胸痛の性状が typical（典型的）かどうかで狭心症に関する検査前確率が決まります．狭心症を例に挙げましたが，どの領域においても専門的なレベルの知識をもつ先生方は，この最初のデータである程度鑑別を挙げてしまうので非常に重要なんです．聞き手のことを考えるとき注力するのはまさに，この部分です．「病歴と身体診察で8割は診断可能である」とよく言われますが，それどころではなく，病歴のみでかなり診断は絞られるということです．身体診察などはその確認につながっているという理解が多いでしょう．つまり，この流れは論理の順序になるわけです．**時間軸でいくと，通常は既往歴⇒現病歴となるのですが，現病歴⇒既往歴となるのです．** もちろん，条件がありまして，既往歴で，今回の病状に関連するものは現病歴に入れます（**pertinent positive/negative という表現をされます**）．現病歴のなかでは時間軸を大切にするため，大切な既往歴は現病歴の最初のあたりに時間軸に沿えておくのがマナーです．

前項で提示した例（発熱・下痢の35歳男性に関するプレゼンテーション）では，身体所見が最後に回ったり，途中で思い出したかのように痛みの経過や海外渡航歴が出てきたりと次々に情報が付け加えられました．論理的な流れも崩れており，さらには，時間軸を再構築するのに時間がかかる，つまり根源的ニーズに反するということです．

では，どのように直せばよいでしょうか？　今回は，型・形式に当てはめるだけで大分改善するわけです．少し複雑になるので，聞き手にとっての情報量はこれが適切と仮定しましょう（実際にはもっといろいろ情報が必要でしょう

が）．まさに，先ほどの図に沿って直します．特に注意するべきところは**論理と時間の順序であり，これらに気を使ってください**．身体所見と検査所見の順番も直してみます．このように型・形式に当てはめて**順番を変えるだけでだいぶかわります**．実際に少し直したものを見てみましょう．

> 「特に既往のない35歳男性．主訴は発熱・下痢．現病歴ですが，来院3週間前から約1週間のインドへの渡航歴があります．2日前に悪寒を自覚し，来院前日に39℃の発熱と腹痛・下痢を伴ったために救急外来を受診しました．身体所見では腹部全体に圧痛があります．検査所見ですが，WBC 12,000/μL，CRP 6.3 mg/dL，肝酵素上昇はありません」

ということになれば，

来院3週間前〜1週間：インド渡航歴
来院2日前　　　　　：悪寒
来院前日　　　　　　：39℃の発熱と腹痛，下痢

と想像しやすいわけです．特に注意するべきところは，ROS（review of systems）であったり，渡航歴などであったとしても，本当に**診断推論のうえで診断に関連すると考えられる場合はその項目は現病歴に入れる**ということです（図のROSからの矢印）．

適切な情報量であったとしても，順番が違うだけで迅速に理解されないことがあります．それは非常にもったいないです

もう1つ例を挙げながら，口頭でプレゼンテーションするときの注意事項を見ていきます．

> 「87歳男性．主訴は意識障害です．
> 　現病歴ですが，来院1週間程度前から活動の低下と呼吸困難を訴えており，食事摂取もままならない状況でした．来院当日，自宅で意識を失っているところを家人が発見し当院ERに受診されました．
> 　既往歴，家族歴，生活歴に特記すべきことはありません．

ROSですが，ここ2年間で約10 kgの体重減少を認める以外特記すべきことはありませんでした．
身体診察所見ですが，バイタルサインは血圧130/72mmHg, 脈拍90/分，呼吸数20/分，酸素飽和度は94％でした．
るいそう著明でしたが，頭頸部，胸腹部，四肢に特記すべき異常を認めませんでした，直腸診では便潜血反応は陰性でした．
検査所見ですが，血液ガスが pH 7.201, $PaCO_2$ 104 Torr, PaO_2 68 Torr, HCO_3^- 30 mEq/L, Na 135 mEq/L, 血算，生化学に異常所見はありませんでした．
画像所見ですが，胸部X線・胸部CTに異常を認めませんでした．
髄液検査所見ですが，無色透明，日光微塵なし，細胞数 4/mm, 血糖 120 mg/dL で髄液糖値は 84 mg/dL でした．タンパクは34 mg/dLでした」

内容はよいですよね．皆さんも，このような形でプレゼンテーションされると思いますが，文字にすると煩雑ですね．文章化された文字と実際の口頭プレゼンテーションで違いがあるとすると，**口頭では，血圧の130/72 mmHg などある程度単位が明確なものは単位を省きます**（「けつあつは130の72」と言っていると思います）．

実際の口頭でのプレゼンテーションのときのポイントは，

① **それぞれの項目の間には少し間をあける**
② **「主訴は〜」「現病歴は〜」という説明を最初に入れるとわかりやすい**
③ **何より現病歴を長めにふれる**

の3つです．文章なので少し伝わりにくいかもしれませんが，間をあけたり，「主訴は〜」とこれから何を伝えるのか？ということを先に表明してあげることはコミュニケーションコストを下げることになります．
現病歴を長めにというのは，しつこいようですが，フルプレゼンテーションは診断推論のためですので，詳細な現病歴が必要だからです．

▶主観と客観を分ける："診断推論"的観点から

　主訴と現病歴の大切さはここまでふれてきました．もう1つ，論理の流れを理解してもらうために，主観的情報と客観的情報の違いについてもふれておきましょう．皆さんは**主観的所見（subjective data）**と**客観的所見（objective data）**を意識していますでしょうか？

　大まかに言うと，

- 問診で得られた患者さんや家族からの情報＝主観的
- 身体所見や血液検査，画像所見などの情報＝客観的

です．

　診断推論の流れにおいて，この主観的所見と客観的所見を分類してほしいのには2つ理由があります．

　1つ目は，すでにふれました診断推論におけるフルプレゼンテーションの順序を守ることで論理の流れが明確化されるからです．あくまで主観的所見は**患者の情報につながる最も言いたいところ**，客観的所見は身体所見・検査所見で**疑った診断を確認する追加情報**というイメージです．つまり，主観的所見のところの情報で診断推論のほとんどは構築されているわけです．

　2つ目の理由の大切な視点は，**信頼度の問題**です．詳細はSTEP2の「共通言語化」の部分でふれていきたいと思いますが，われわれは話を聞くときに無意識・意識的にも，情報がどの程度信頼できるか割り当てて聞きます．患者情報を一例に挙げれば，熟練した指導医の言語化≧患者の言葉（主観的所見）≧客観的所見＞研修医の言葉，といった具合に臨床現場においては信頼度が違うわけです．

　これらをもとに診断の確認の際に重みづけをします．ある疾患の診断において，矛盾する検査結果が出ることなどよくあるわけです．そういう場合にはこの信頼度で情報の価値に重みづけをしたりするわけです．

　本来患者の言葉が一番信頼にたるべきでしょうが，指導医により患者のイン

サイトまで深掘りされ，そして言語化された情報はさらに信頼度・価値が十分にあると考えます．決して患者の言葉が医者の診断より軽いという意味ではありません．

結局，主観的所見と客観的所見を混ぜないってことは**「順序を守れ」**ってことですが，少しこういった内容を意識しながらやってみると，きっと皆さんのプレゼンテーション能力が向上することでしょう．

▶アセスメントと所見も分ける：ミスリードを防ぐ

最後の型・形式はアセスメントとプランです．ここは話し手がどのように主観的所見と客観的所見をふまえて考えたのか？を話しますが，特に，今考えている診断名(tentative diagnosis)から入ります．ここでのポイントは，主観的所見・客観的所見にアセスメントは混ぜないということです．以下に例を出しましょう．

> 「71歳女性．主訴は"ろれつがまわらない"です．現病歴ですが来院3日前から構音障害を自覚．
> 口輪筋筋力低下と思われるみそ汁が口からこぼれる現象，右半身の脱力を自覚し当院 ER 受診．既往歴は特記すべきことはありません．家族歴ですが〜（中略）〜．身体診察ですが，バイタルサインは血圧180/90 mmHg と高値である以外に特記すべき異常を認めません．神経学的所見ですが，運動機能に関しましては上肢 Barré 徴候は右で陽性，血圧が180/90 mmHg と上昇している以外には特記すべき異常を認めませんでした．〜（中略）脳神経所見では右口輪筋筋力低下〜（中略）〜．続きまして，検査所見ですが，脳梗塞に伴う誤嚥性肺炎が疑わしい CRP 2.4 mg/dL 以外異常ありません．頭部 CT では異常を認めませんでした．問題リストですが〜（以下略）」

さて，ここまでで，主観的所見，客観的所見という流れでプレゼンテーションされています．では，どこに問題があるでしょうか？

プレゼンテーションを再構成しているのはよいことなのですが,

現病歴のなかに
「口輪筋筋力低下と思われるみそ汁が口からこぼれる現象」.

客観的所見のなかに
「脳梗塞に伴う誤嚥性肺炎が疑わしい CRP 2.4mg/dL 以外」

とあります．ここまで極端ではないにせよ，**アセスメントが客観的所見に紛れ込んでいます**．別に悪気があるわけではありません．根源的ニーズである「過不足なく，迅速に」ということを優先すると自然とそうなることが多いでしょう．しかし，せっかく主観的所見と客観的所見を区別していても，一番個人的見解が反映されるアセスメントをそれらのなかに入れてしまうことは，基本的には診断推論においてはあまり推奨しません．ただし，例外として，よほど異常がない正常所見の場合にのみ，主観的所見と客観的所見に，「異常所見はありませんでした」というアセスメントを入れることが許されていると理解しておいてもらってよいと思います．

　診断推論の一番のポイントはアセスメントですので，途中で混ぜて聞き手の考え方を誘導してしまっては問題がありますし，極端な話になればこのアセスメントが間違っていた際に主観的所見と客観的所見ともに信頼度が低下し，プレゼンテーションの意味がほとんどなくなってしまいます．
　例えば，この症例においてはそれぞれの所見は正しいわけです．まず，口からこぼれてしまう原因として口輪筋筋力低下の可能性は高いと思いますが，脳梗塞が原因かどうかはまだこの時点ではわかりません．一方で CRP が少し高い所見がありましたが，誤嚥性肺炎かどうかはわかりません．咳嗽などはなく，呼吸音に関しても正常でした．実際にこの症例では，指導医はその炎症所見から逆に身体診察など行い直すように指示し，左鎖骨下の Bruit を聴取しました．その結果，高安病（大動脈炎症候群）だったことがわかりました．

　医師としての症例プレゼンテーション（＝コミュニケーション）の最終目標は

キチンと患者に適切な医療を施すことです．その点において今回は目標に到達できましたが，このプレゼンテーションでよかったと言えるでしょうか？ もしこの話し手のアセスメントが聞き手に実際にミスリードする影響を与える結果となっていたら，患者の治療に影響してしまうことすらあります．われわれは**プロフェッショナルとして，適切なプレゼンテーションを行えるようにしたい**と思うのです．

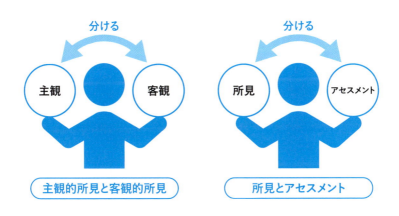

COLUMN プレゼンで現場感を出すコツ

　プレゼンテーションにおいては，主観的所見・現病歴と言っても，結局後述する共通言語で言語化します．そのような場合に，**「患者の言葉」をうまく入れると現場感がでます**（患者とのやりとりを共有している感じになります）．聞き手との臨場感あふれる情報共有は，プレゼンテーションの質を全体として向上させることにつながります．ただ，問題が1つ．所要時間が確実に長くなります．したがって，相手のニーズに合わせて冗長になりすぎないよう注意してください．

▶▶▶ STEP1　プレゼンテーションの基本 〜まずはアウトプット，"自分の外"を意識する〜

5 症例プレゼンも"話し方が9割"？

研修医　「ちょっと複雑でしたが，これでだいたいプレゼンテーションの順序の原則もわかりましたし，形式にはめ込むことはできます！」

指導医　「おおっ，理解してくれたようでよかったわ」

研修医　「ちょっとしたところですが，血圧の読み方とかも意識してませんでした」

指導医　「せやな．そういう部分って意外に大切なところがあると思うわ．少なくとも知っておいても損はないだろう．ほな，今回は『伝え方』にもふれておこかと思う」

研修医　「伝え方ですか？ 声の大きさとかですか？ 大きい方がいいですよね？」

指導医　「おおっ，わかっとるやないか．ほなどのくらいの速さでしゃべってる？」

研修医　「確かに気にしたことないですね」

指導医　「今回はそんなところをやってこかと思う」

学習の Point
❶ おもてなし3要素（音量・速度・つなぎ言葉）
❷ 速度は1秒間に「あいうえお」
❷ filler words 撲滅宣言

▶聞き取れなければ，いい内容も台無し

「伝え方が9割」[1]という本があります．本書としては，その手前が大切だというスタンスは崩しませんが，もちろん伝え方も大切であり，ここではテクニカルな部分にふれていきたいと思います．ただ，このテクニカルな部分も**本質は聞き手のニーズに寄り添うことであること**を再度強調しておきます．

さて，朝の回診で研修医がこんな感じでプレゼンテーションを行ったとします．

> 「患者はくり返す膀胱炎の既往のある40歳女性で，主訴は発熱・右側腹部痛です．現病歴ですが，来院2日前から排尿時痛が出現し，来院当日，悪寒を伴う発熱と残尿感を伴ったために救急外来を受診しました．結石の指摘や海外渡航歴やこれまでの抗菌薬使用歴はありません．来院時，意識は清明，体温 38.9℃，血圧 120/68 mmHg，脈拍 90回・整，呼吸数 22回，SpO_2 98%（室内気）でした．身体所見では右腎把握痛・CVA叩打痛陽性でした．血液検査では白血球 12,500/μL，CRP 3.6 mg/dL，尿検査では白血球 3+，亜硝酸塩 陽性でした．また尿グラム染色では腸内細菌様のグラム陰性桿菌の貪食像を多数認めました．腹部エコーでは明らかな水腎は指摘できませんでした．以上より，腎盂腎炎の診断でセフォタキシム 1g 1日3回の治療を開始しました」

前項までで順序を守って思考プロセスを共有する重要性，Never order dessert before salad ということをお伝えしました．

今回のプレゼンテーションは，かなり出来がよいものです．ここまでやってきた，順序・形式という観点からも少し振り返ってみましょう．情報量も順序も大丈夫そうですね．問診から得られた病歴や自覚症状を中心とした主観的所見（subjective data）と身体所見や検査所見などの客観的所見（objective data）が混同することなく聞き手に伝えられているようにも感じます．

しかし！もし，このプレゼンテーションにおいて，声が小さかったらどうでしょうか？ **聞こえなければ台無し**だっていう話です．これが誌面では伝わら

ないのが残念ですが，なんとなく想像はつくかと思います．皆さんも聞き手として，「なんだか聞こえにくいな」というプレゼンテーションを経験したことはあるのではないでしょうか．

▶ ここでも本質は聞き手のニーズ：思いやりの心と努力

さて，今回お話しする内容は前述のプレゼンテーションの基本の「順序」「形式」「伝え方」のうち，

3つ目の「**伝え方**」です．

医療現場に限らず，プレゼンテーションの評価を分けてしまう要素がこの「伝え方」です．
例えば，

① 声が小さく，ぼそりと自信がなさそうなプレゼンテーション
② 緊張のあまり早口で途中で何を言っているか聞きとれないようなプレゼンテーション
③ 「あのー」や「えー」など癖が目立ってそちらに注意を奪われるようなプレゼンテーション

などは，せっかく「順序」「形式」を守って，適切な情報量で根源的ニーズを満たしていても，聞き手にうまく伝わらない結果となるのです．
そこで，ここでは，差がつきやすい「伝え方」についてお話ししたいと思います．くり返ししつこいですが，あくまでこれは方法論です．聞き手にうまく伝えるためには人一倍の「努力」を要しますし，何より重要なことは，**聞き手のニーズのために，聞きとりやすいプレゼンテーションを意識した思いやりの「心」**であることは忘れないでください．努力・心といってもピンと来ない先生も多いかもしれませんが，この2つはうまく伝えることにおいて必須です．

▶ 5-finger rules から"おもてなし3要素"まで

　少し前の話になりますが，2020年東京オリンピック招致の日本のプレゼンテーションは話題を呼びましたね．好評だった理由の1つとして，日本が創り出すおもてなしの精神をアピールしたことに加えて次の5つの要素が満たされていたことが挙げられます．これらは，よいプレゼンテーションを行うために押さえておくべき要素として**5-finger rules** と呼ばれます．

① 音量（volume）
② 速度（speed）
③ つなぎ言葉（filler words）
④ 音程（pitch）
⑤ 間（interval）

　日本ではオリンピック招致に向け，専門家によるプレゼンテーションの指導・準備に力を入れたそうですが，アメリカでは政治家や弁護士など人前で話す機会が多い人はプレゼンテーションの専門家，講師に依頼し自分のプレゼンテーションを指導してもらうというのはよくあることです．日本でもプレゼンテーションを指導する団体や教室は年々増えてきています．単発で受け入れてくれる場所もあるので皆さんもトレーニングの一環として一度受けてみることをおススメします．**最初の3つ（音量・速度・つなぎ言葉）はまず誰しもが注意すべき必須の要素**で，"おもてなし3要素"として記憶してください．さらに上級プレゼンを目標とする方は④⑤もぜひともとり入れてください．

　それでは実際に1つずつみていくことにしましょう．

5-finger rules

❶ 音量 volume	❷ 速度 speed	❸ つなぎ言葉 filler words	❹ 音程 pitch	❺ 間 interval

▶ speak up！！ 聞こえなければ試合終了

　まず，①音量(volume)です．よく各科の申し送りや朝のミーティングで患者に関する簡単な経過のプレゼンテーションを研修医が行いますが，「声が小さい」「もっと聞こえるように」と指導医から厳しい一言がふりかかる場面に遭遇したことのある先生も多いのではないでしょうか．

　「音量」はどの要素よりもまず最初にクリアすべきステップです．なぜなら，**どれだけよいプレゼンテーションをしていたとしても，聞こえていなければ，そこで試合終了**だからです．いや，はじまりもしないかもしれません．これは意識しなければなかなか改善しません．若いうちは上級医に指摘を受け改善する余地があるからまだいいです．指導医クラスの先生の声が小さくても，指摘できる下の先生はいません．逆に意識しすぎて大きすぎる声を出す人もいますが聞こえないよりマシです．TPO をわきまえることがもちろん重要ですが，できるだけ早い段階でどれくらいの声量だと聞きとりやすいかを自分で研究してみましょう．そして，これも相手のニーズに合わせた音量が必要です．プレゼンテーションする場所の大きさ・マイクの有無などによって異なると思いますが，これをしっかり理解して行う必要があります．余裕がある人などはあえて「後ろの方の人聞こえてますか？」という質問をしてみるのもよいでしょう．

▶ 速度は NHK ルールで「あいうえお」

　次に，②速度(speed)に関してですが，これはおもしろいほど人によってさまざまです．研修医の先生のなかには「途中でかまずに早口でスラスラ言えるプレゼンテーション＝よいプレゼンテーション」と考えている方も少なくありません．

　しかし，実際にプレゼンテーションを聞く側に立ってみると，**早ければいいというわけではなく，適切なスピードが存在する**ことに気がつくはずです．時間を短くすることも大切なのですが，情報が伝わらないと意味がないのはこれまでにふれた通りです．

　通常，人は緊張すると早口になってしまう傾向があり，逆にゆっくりすぎると説得力や自信がなく聞こえます．では，どのくらいが適切なのでしょうか？

NHKでは，"**1分間に300文字**"の速度でニュースを読むことがルールであり，これは人が最も聞きとりやすいスピードと言われているそうです．もっと細かく言うと1秒間に5文字です．皆さんここでストップウォッチを見ながら，ちょうど1秒ぐらいで「あいうえお」と声に出して言ってみてください．これが妥当なわけです．もちろん急変などで急ぐ場合は例外ですのでその場の状況に合わせて判断する必要があります（何よりも「過不足なく，迅速に」でしたね！）．

決して流れるような早口でなくていいのです．結局，これも聞き手のニーズになりますが，構造とか原則を知っているだけで自分が早いとか遅いとかわかるようになるわけです．講演でさらにここは盛り上がるぞ！というときには早くまくしたてることもあります．音楽の演奏と同じですよね．

▶とにかく多い「えー」「あー」
：filler words 撲滅宣言

そして3つ目ですが，これが最も重要といっても過言ではない，③つなぎ言葉（filler words）です．大抵の人が陥る癖であり，**最大の問題は自分で気がつかない**という点にあります．「えー」「あー」「まあ」など文章と文章の間にこれらの言葉を無意識に入れて発する人が周りにいないか思い浮かべてください．そして，実際に自分のプレゼンテーションを録音してみてください．ほとんど確実に入っているはずです．一流の public speaker はこの filler words を極限までおさえることができるようにくり返し練習し，習慣とする努力をします[2]．長年の口癖，習慣はすぐに変えることは容易ではありません．日常会話ではよく使用されるため気に留めないことも多いですが，公の場でのプレゼンテー

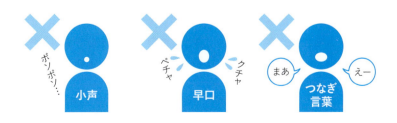

ションでは聞き手を内容に集中させるために日々の努力が求められます．

　紐解いてみると，このつなぎ言葉は大きく次の2つの種類があります[2]．実際にプレゼンテーションで問題になるのは次のうちの2つ目です．

その1：文頭に出てくる言葉

指導医　「鑑別は？」
研修医　「えー，まあ，あのー」

　頭のなかに答えが浮かばないときに使用するつなぎ言葉です．
　人は幼いときから質問にはすぐに返事をして答えるという教育を自然とされていることも多いです．そのため，何か反応してその間に考えるというスタンスとしてのつなぎ言葉(filler words)が出てくるのです．しかし，大切なのは時間です．わからないときは素直に「わかりません」と答えることも必要です．あるいは，「数秒考えさせてください」と言ってしまうのも強い一手です．

その2：文章と文章の間に出てくる言葉

研修医　「〜ために救急外来を受診しました．えー来院時バイタルですが，えー体温 38.5℃，えー血圧 120/68 mmHg，えー脈拍 90 回・整，えー呼吸数 22 回…」

　こんなに極端な例はないですよとツッコミを入れた先生もいると思います．しかし日常臨床で本当に多いのがこの「えー」プレゼンです！上記のような研修医が本当に多く，1分間のショートプレゼンでこの「えー」が何回出てくるかを数えたくなるぐらいです．
　これらは結構直すのが難しいのですが，こうなることも理由があるのです．プレゼンテーションの根源的ニーズ，「迅速に」ということを求めるがゆえにわれわれは間を怖がり，焦っているのです．急いでますよ！迅速にしてますよ！という意識があること自体は聞き手に対しての敬意もあるのですが，それがプレゼンテーションの内容を阻害してしまったら何にもなりません．

▶上級者向け，さらなる2つの要素：音程・間

　ここからは少し難しい要素になります．

　④音程(pitch)は抑揚とも言い換えることができます．結論から言うと"monotoneになるな"ってことです．プレゼンテーションは，ただ単純に事前につくり上げた文章を読めばよいというわけではありません．最近はPDFの読み上げ機能があるので，わかってもらえるかと思いますが，読み上げ機能のプレゼンテーションって本当に味気ないんです．

　つまり，われわれはある一定の情報量を収集しようとするとき，**重要なことはより強調して伝えてほしい**と思っているのです．つまり聞き手が欲しい情報を特に強調してアクセントをつけたプレゼンテーションを行ってあげる方がより，ニーズに沿ってくるわけです．簡単な例を挙げれば，重要な単語ははっきり発音するのがよいのです．また，結論を伝えたい場合には「結局は」といった単語を強調することでよりミスリードしないようにできるはずです．

　基本的には音程を上げると緊張度を増すことができます．そして音程が高い方が早く聞こえ，音程を低くすると遅く聞こえます．これは音の原則によります．このことは録音音声やYouTubeなどの再生速度を上げてみたら音程が高くなることでも理解できるかもしれません．なぜこれが上級者向けかというと，想像がつくかと思いますが，音程の調整を意図的に行うことの方が大きさを調整するよりやや難しいのです．さらに音程を調整すると，速度・音量にも影響を及ぼしうるのです．だいたい人間そのような3つも同時に調整できません．つなぎ言葉は入れる入れないという問題なので別として，しゃべるときに気をつけるのはまず音量・速度でよいです．そのまた余裕があるときに音程にも注意してみてください．

　最後に⑤間(interval)です．「間」のとり方でプレゼンテーションがより効果的になります．これは上級者向けではありますが，先ほどもふれたようにつなぎ言葉にもつながります．プレゼンテーションにおける"間"とは，**故意に沈黙をつくり出すこと**です．忙しい日常臨床のプレゼンテーションでは，何よりも時間が優先されますので，それほど使用頻度は多くありません．しかし，前

述の通り，早口にスラスラ言えればいいというものではなく，例えば現病歴と身体所見の間，その後の検査所見とアセスメントの間など分節と分節の間はひと呼吸おいて，小休止を聞き手に与える工夫も必要です．

一方で，レクチャーを行う際や多数の聴衆に対するセミナーでのプレゼンテーションに"間"は効果的です．これにはその後の発言を強調したり，聴衆を話に引き込んだりする効果があります[3]．1～2秒程度を通常の間，5秒以上を「びっくり間」として使い分ける技もあります[3]．

▶ 上達への近道は，自分の癖を知る

ここまで，伝え方の5-finger-rulesについて説明してきました．特にこのなかの"おもてなし3要素"において，自分の癖を知ることは上達への近道です[4]．上級医の先生や同期，家族や友人に自分の癖を聞いてみることも重要です[5,6]．また自分のプレゼンテーションをビデオに撮影し癖を分析してみることも有用です．自分でいかにくり返し練習するか，そして5-finger-rulesを意識してプレゼンテーションに取り組むかでよりよいプレゼンテーションを実現できるかどうかが決まってきます．

【参考文献】

1) 「伝え方が9割」（佐々木圭一/著），ダイヤモンド社，2013
2) Cohen SD：Tips on Public Speaking: Eliminating the Dreaded "Um". Harvard Extension School. https://www.extension.harvard.edu/inside-extension/tips-public-speaking-eliminating-dreaded-um
3) 「人は見た目が9割」（竹内一郎/著）新潮社，2005
4) Dlugan A：How to Stop Saying Um, Uh, and Other Filler Words. http://sixminutes.dlugan.com/stop-um-uh-filler-words/
5) Grez D, et al：Peer assessment of oral presentation skills. Procedia - Soc Behav Sci，2：1776–1780，2010
6) Shinn LJ：Strategies for effective presentations. J Radiol Nurs，23：16–18，2004

▶▶▶ STEP1　プレゼンテーションの基本　～まずはアウトプット，"自分の外"を意識する～

見た目は症例プレゼンに影響する？

研修医　「"おもてなし3要素"って意識してみると結構，難しいですね．特につなぎ言葉，"えーっと"って言ってしまうんですよ」

指導医　「ほんまそやねん．これは練習しないと無理やと思う」

研修医　「まずは声の大きさ，速さ，つなぎ言葉に注意してみます」

指導医　「せやな．前回はプレゼンテーションの声・話し方に注意してもらったけど，今回はさらにそれ以外のnon-verbalな要素，例えば態度とかにふれていこうかと思う」

研修医　「よく態度悪いって言われてました」

指導医　「（わかるわかる）　まぁ，これもいわゆる態度が良い悪いっていう表面上の話ではなく，氷山モデルの奥にあるものが大切やねん．結局これが態度にでるっていうことやな」

研修医　「僕の何が悪いんですかね？」

指導医　「まず，自分でその事実に気づくかどうかが大切ということやな．その点では一歩進んどるんちゃうか？」

学習のPoint
❶ 静的要素：見た目に注意
❷ 動的要素：表情・動作・方向性からバレる
❸ 見た目や所作も信頼性にかかわる

▶ 静的要素：見た目　〜一瞬で判断される〜

　よく当直明けの研修医が髪がぼさぼさで白衣もしわだらけ，白衣の前ボタンが全開…といった状況をよく目にします．白衣のボタンを閉じないということは別に医療能力，本書としてはプレゼンテーションの能力や質とは関係ないようにも感じます．結局，個人の嗜好と言われればその通りです．ただ，少しだけ考えておいてください．

　もちろん，職場での見た目の話となると，髭や化粧といった男女差別やパワハラにもつながりかねない問題もありますが，そこまで深く議論する予定はありませんのでご了承のうえ聞いてほしいです．まず根源的に「マナー・礼儀」という観点で考えていきましょう．

　しつこいですが，プレゼンテーションは聞き手のニーズに合わせる，聞き手の立場に立って行うということがここでもあげられます．聞き手があなたのことをよく知らない場合には髭ぼうぼうであったりするとどうでしょうか？残念ながら，髭がキレイに整えられている人より信頼度が下がったりするわけです．

　情報の信頼度の話をすでにしましたが，信頼度はこういうところにも影響を及ぼすことがあるわけです（しょせんエビデンスなども"信頼"です．医療界においては信頼を失うことほど大変なことはないのです）．

　信頼を得られるプレゼンテーションをするのであれば，やはり周りを見て同じ仲間であることを示す外観にするのが一番早いです．もちろんこれを逆手にとって，「違うやつだ」ということを強調するのも1つです．

　そして重要なことはこの見た目などの判断は一瞬で行われます．マジマジと評価されるわけではありません．**「好印象」「だらしない」**など信頼度に影響する**印象が一瞬で判断されてしまう**事実は知っておいてよいでしょう．

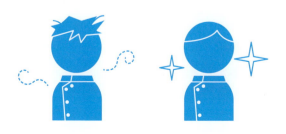

あの研修医はすごい！と思わせる 症例プレゼン

服装について確認する(白衣のボタン・名札),身体的な外観(髪の毛,髭など)はそれこそ,ちらっと鏡を見ればすむわけですので人前に出るときは気にかけるようにしましょう．

　本稿でふれておきたいのは,あくまで,細かい見た目ではありません．自分自身の見た目を聞き手がどのように感じるかをプレゼンテーションの前に考えていたか？ということです．つまり聞き手の立場に立ってみようという「その姿勢」が重要なのです．そしてこの姿勢が声のみならず,態度にでるということは氷山モデルで説明した通りです．

▶ 動的要素：表情や所作
〜全身で情報を発信している〜

　また,よく陥りがちな非言語的要素の問題として,動的要素が挙げられます．プレゼンテーション自体はしゃべることが中心なのですが,無意識に手や足,表情が動いています．つまり,プレゼンテーションをする際,**声だけでなく全身で情報を発信してしまっている**のです．そのため,氷山モデルで説明される奥に隠れている姿勢などが現れてしまうんですね．静的要素である見た目より,動的要素である表情や所作の方が圧倒的に情報量が多いです．

　動的要素は主に3つあります．

① 表情
② 動作：手や腕,身振り手振り
③ 方向性：足の向きやアイコンタクト

　まず「表情」について,静的な要素にもとらえられがちですが,自由に瞬間的に変化させられる意味でも動的であると考えています．例えば,イライラした表情でプレゼンテーションすれば,相手にとっては嫌なイメージを伝えることになります．意図的であればよいのですが,実際に医者が行うフルプレゼンテーションにおいてそれが効果的に用いられることはほとんどありません．笑顔まではいかなくとも,できる限り温和な表情で行われることの方が好まれるでしょう．特に顔の表情で,ある程度の感情,つまり氷山の下の部分を推察さ

れてしまうわけです．Ekman らの研究によれば怒り・悲しみなどは人類に普遍的な基本的感情とされ，特に目や眉の部分から読みとられてしまうということが言われています[1]．われわれはまさに「目は口ほどにものを言う」ということを意識しながらプレゼンテーションに臨むことが望ましいです．

　2つ目の「動作」は動的要素そのものであり，例えば手や腕の動き，もう少し大きな動き，歩き回るということも含まれます（症例プレゼンテーションで歩き回ることは少ないですが）．腕組みなどは，相手に威圧感を与えてしまったり，ときには隠しごとをしているときの動作ととられてしまったりすることもありますので，医療の現場でも望ましくありません．
　ジェスチャーは状況や場面に合わせて大きさと内容を使い分けます．決して大げさにならず自然に使いこなすトレーニングが重要です．ハーバード・ビジネス・スクールの Amy Cuddy がいうようにパワーポーズをとると，自信があるように伝わるわけです[2]．このような知識はちょっとしたことですが，きっと役立つことでしょう．

　3つ目の「方向性」に関しては少し趣向が異なります．プレゼンテーションするときは，足・体は基本的には聴衆の方に向かっている必要があります[3]．主に足・体の向きとともにアイコンタクトです．発表者が聴衆の方を向いている時間的割合をアイコンタクト率と定義する時，アイコンタクト率が15％以下になると，話し手は冷たい，弁解的，未熟などの印象を与えて，80％程度であれば，自信がある，誠実，親近感，熟練などの印象を与えることもできます[4]．
　結構，方向が向いていないうえに，無意識でおもしろい動きをしていることもあります．プレゼンテーションの途中に片方の重心がもう片方に移動し，右，左，右，左と変わっていく人が以前いました．聞き手がこういうことに気がついてしまうと，注意がそがれて，もう内容は耳に入ってきません．自分の身体全体にも意識を向けられるぐらいの余裕をもってもらいたいということです．不思議なもので人の癖はおもしろい程気になるのに対して自分では気がつきませんので，周りから指摘してもらえるよう，あえて聞いてみるのがよいでしょう．

▶ 内容と信頼性が9割

　ここまで解説してきたように，伝え方・見た目はプレゼンに影響します．この本を手にとる皆さんはメラビアンの法則についてご存知の方も多いと思います．アメリカの心理学者メラビアンの数々の実験によると，人が他人の言葉を聞くとき，言葉の自身の意味に影響を受ける人は7％であるのに比して，93％の人が「声や表情」などに影響を受けるとされています[5]（図）．

　しかし，われわれ臨床医にとって，この解釈には1つ重要な注意点があります．たしかに誰かの話を聞くときに内容だけでなく声や態度が大きな影響を与えるという見解は大切ですが，医療現場のコミュニケーションにおいては，**信頼性が非常に重要**なのです．いくら伝え方が上手でも，症例プレゼンテーションという特殊な性質を考えると，まず内容がしっかり存在してからの話なのです．優先順位は間違えないようにしてください．**①聞き手の立場に立つ→②根源的なニーズ「過不足なく，迅速に」**という流れの方が大切なわけです．キチンとそこを押さえてこそ，「伝え方」の要素が意味をなします．ほとんどの勝負は「プレゼンテーションの前に決まっている」のでした．症例プレゼンテーションにおいては，「伝え方が9割」という書籍に対して，**「内容と信頼性が9割」**と言えるかもしれません．

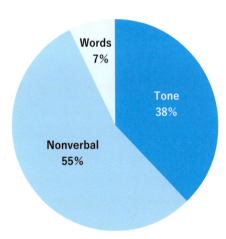

図　メラビアンの法則：他人のことばを聞くときに影響を受ける要素

【参考文献】

1)「Facial Action Coding System: A Technique for the Measurement of Facial Movement」(Ekman P & Friesen W), Consulting Psychologists Press, 1978
2)「〈パワーポーズ〉が最高の自分を創る」(エイミー カディ/著, 石垣賀子/訳), 早川書房, 2016
3) 末武国弘：よりよいプレゼンテーションのしかた．電子情報通信学会誌, 83：581-588, 2000
4)「パーフェクトプレゼンテーション」(八幡紕芦史/著), アクセス・ビジネス・コンサルティング, 2016
5)「Silent messages」(Mehrabian A), Wadsworth Publishing Company, 1971

> **COLUMN ホテルでは左手を前にして手を組む？**
>
> 　ホテルでは左手を前にして手を組むようにという言い伝えもあるようです．武器をもつのは右手ということで，実際に右手を抑えることで「あなたに敵意はありません」ということを示しているようです．
> 　このこと自体が大切というよりは，実際にそのような意味を理解したり想像したりしながら行うことで行動にも意味がでてくるのです．氷山モデルの下の方にある意識こそがすべてであり，プレゼンテーションに影響してしまうことは理解しておいた方がよいでしょう．

▶▶▶ STEP1　プレゼンテーションの基本　〜まずはアウトプット，"自分の外"を意識する〜

練習は裏切らない

研修医　「いろいろ聞いてくると，確かにプレゼンテーションの前に勝負は決まっていて，やはりどう考えてやっているかということが大切かと思いました」

指導医　「正にその通りやな」

研修医　「ただ，これって考えるだけでできるものですか？」

指導医　「まず自分で考えて，プレゼンテーションしてみな絶対わからへんよ．まず，聞き手のために考えてみる．順序・形式・伝え方，覚えとるか？その基本を押さえたうえで内容をよくしておきたいということや」

研修医　「それって練習したらいいんですか？」

指導医　「せやな，練習あるのみや．俺も昔はプレゼンテーションというだけで震えがきたもんや．今でも時々ある」

研修医　「本当ですか？　練習さえすればいいんですね！」

指導医　「練習と本番を行った経験数で決まるな．理論は実践せな意味がない．最初は経験数が少ないのは，しょうがないから練習しまくるしかないわ」

研修医　「なるほど」

---

❶ プレゼンテーションは「反射的」にできるまで
❷ 唇が覚えるまで練習！
❸ 厳しめのフィードバックをもらえ

▶緊張との闘い

　プレゼンテーションしようとしたとき，もしくはしている最中に，ドキドキして身体・声が震えたり，上ずったり，息がしにくくなるようなことがありませんか？

　これは，プレゼンテーション時における緊張しすぎている人の典型例です．なぜこのようになるのでしょうか？　そのメカニズムはいくつか言われていますが，まずは緊張という心理的な影響で，内喉頭筋が収縮します．その結果，声帯が十分に薄く伸ばされず，さらに共鳴スペースが確保されないため，話し手はうまく声が出せず，聞き手にもその緊張が伝わるというメカニズムが考えられています[1]．実感としてわかるのは息が吸えなくなる感じかと思います．ただ，一度そのような状況になった場合には頭のなかはパニック状態ですので，そんなに**論理的・合理的に筋肉を弛緩させたり，物理的・解剖学的・生理的な対応はできない**ことがほとんどです．まず緊張という心理的影響を改善させることの方が，容易です．時間が許す状況であればいったんプレゼンテーションを休止してしまった方が解決することが多いです．

　このようにプレゼンテーションで緊張してしまうのは，主に失敗したときの自分の評価が怖かったり，想像していた状況と違う場合に，瞬間的に自分のなかでフィードバックされたりすることで起こることが多いのです．

　偉そうに言っていますが，筆者もずっとそうだったので，プレゼンテーションが好きではありませんでした．ただ，自信をもって言えますが，これは経験が解決してくれます．止まない雨はありません．より早く解決するためには，シミュレーション・練習を重ねることです．より現実的なイメージをもって，緊張した状況での練習をくり返しましょう．

▶プレゼンテーションを反射的にできるようにする

　皆さんは小さい頃に自転車に乗れるようになったときのことを覚えていますか？　最初は全くできなかったのが，何度も練習し，失敗をくり返し，その後あるとき急にできるようになったのではないでしょうか．そしてできるように

なった後は，できなかったときのことを言葉で説明できません．

　プレゼンテーションも同様です．何よりできるようになるまで，とにかく経験をくり返すことが重要なのです．ここまでプレゼンテーションの基本について「順序」「形式」「伝え方」についてふれてきたのですが，できればこれらは自転車に乗るのと同じように，考えずに体全体が動くというレベルに落とし込んでほしいのです．記憶に刷り込む，非陳述記憶に落とし込むというような説明でもよいです．非陳述記憶とは，陳述記憶と言われるエピソード記憶（個人の経験した出来事）や意味記憶（例えば「ミカン」が意味するものを想起できる）などに対して，「手続き記憶」を代表とする通常意識しない記憶のことです[2, 3]．これは主に小脳の働きが関与しており，Marr-Ito-Albus 理論[4〜6]が参考になるかもしれません．

　プレゼンテーションも練習によって自然に身につくものであり，この「非陳述記憶」に該当すると思います．Banduraの「Social Learning Theory」[7]がリハーサルによる記憶の定着を示しているように，**回数を重ねることで，プレゼンテーションがうまくなってゆく過程があるのは間違いありません**．まぁ，ややこしいのでより一般的な用語「**反射的にできるようになる**」ということで大丈夫です．そして，自分にとっての「成功体験」があればこのプロセスは完成します．

▶ とにかく唇が慣れるまで 50 回くり返せ！

　ではいったい何回ぐらい反復練習したらよいのでしょうか．答えに決まりはありません．ある一定の自信がつくのに，ある人は3回，ある人は50回の練習が必要です．なかには1回で十分という人もいるのかもしれません．しかし，程度の差はあれ，経験からは「練習すればするほどうまくなる」と言っても過言ではありません．これは反復学習の効果です．

　皆さんのなかには「くり返す度に自然と緊張しなくなり上手くなってきた」という方もいるでしょうし，指導する立場にある先生は練習を重ねるにつれ成長していく後輩を見る機会もあると思います．

　例えば，「順序」などは練習していないとすぐにバレるわけです．現病歴やバイタルサインなど基本的な「型」は毎回同じなので，そこでつまずく研修医は練習量が足りないとか，考えていないなと思います．ある指導医は「**さすがに50

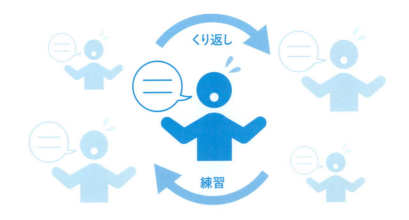

回同じことをくり返しつぶやくと勝手に音が出てくる，体ならぬ"唇で覚えろ"と教えていました．これは新しい歌詞を覚えるのと似ています．**頭で意識しなくてもスラスラとバイタルサインが言えるかどうかです**．バイタルサインなどは日常生活で使う用語ではないので，「かむ」のです．しかし練習すれば「かまなくなる」のです．これはお笑い芸人とかニュースキャスターと同じようなものです．

よく「プレゼンテーションに自信がない」と嘆く研修医や医学生は多いです．しかし，プレゼンテーションは反射だと思って，とにかく失敗を恐れずにくり返してください．いつか唇も慣れ，考えずにできるようになるときが来るはずです．

▶厳しめのフィードバックをもらうこと

自身のプレゼンテーションを向上させるためのもう1つのコツをお伝えします．それはフィードバックです．自分のプレゼンテーションを毎回指導医や同期に見てもらい意見をもらうことです．これまでもふれてきましたが，自分では気がつかない癖を発見できるため，できるだけ多くのフィードバックをもらうことが自分を成長させる近道だと思います．また，会場に多くの人がいる場合には事前にアンケートをつくるのもよいでしょう．アンケートの評価は記名式だと実際の評価より過大評価（やさしめのコメント）となる傾向があります．

また無記名だと改善点を遠慮なく書いてもらえるため厳しいコメントをもらうことができる可能性があります．本当に自分のプレゼンテーションをよりよいものにするためには遠慮なしのコメントが必要です．最初のうちは厳しいコメントに意気消沈してしまうこともあると思いますが，自分のためだと思ってぜひとも匿名のフィードバックをもらうことをオススメします．

最後になりましたが，前述の通り，他の人のプレゼンを聞くのも大変勉強になると思います．ただし，単に聞いているだけではだめです．**意識的に聞いた数だけ成長できる**のです．これも擬似体験というイメージです．自分の経験数のみが自分を助けてくれることでしょう．

【参考文献】

1) 松浦千佳子：通る声について - その仕組みとエクササイズ．New directions, 30：37-43, 2012
2) Squire LR & Zola SM：Structure and function of declarative and nondeclarative memory systems. Proc Natl Acad Sci U S A, 93：13515-13522, 1996
3) Tulving E：Episodic and semantic memory.「Organization of memory」（Tulving E & Donaldson Wed）, pp381-402, Academic Press, 1972

   Squire LR1, Zola SM.
4) Marr D：A theory of cerebellar cortex. J Physiol, 202：437-470, 1969
5) Ito M：Neurophysiological aspects of the cerebellar motor control system. Int J Neurol, 7：162-176, 1970
6) Albus J：A theory of cerebellar function. Math Biosci, 10：25-61, 1971
7) 「Social Learning Theory」（Bandura A）, General Learning Corporation, 1971
8) 「Memory（critical concepts in psychology）」（Andrade J ed）, Routledge, pp 391-430, 2008,

▶▶▶ STEP1 のまとめ

ここで STEP1 のまとめを行っておきます．

フルプレゼンテーションのアウトプットの基本は何より
① 聞き手のニーズを理解する必要性
② 特に根源的ニーズ「過不足なく，迅速に」
③ そのために「順序」「形式」「伝え方」が大切

ということでした．

STEP2からは第2段階として，これらの基本を押さえたプレゼンテーションをよりよい内容にするために，

「網羅的情報の収集」「断捨離」「抽象化：共通言語化」

を理解していく形にしたいと思います．

COLUMN エレベーターピッチとは

エレベーターピッチというものをご存知でしょうか？
　ビジネス領域で，忙しい会社社長や会長や，ベンチャーキャピタルの強い投資家とエレベーターで乗り合わせた場合に，エレベーターが目的階に到着するまでの短い間に効率的なプレゼンテーションを行い，自分の事業を認めてもらったり，出資してもらったりするというものです．これはプレゼンテーションの根源的ニーズのためにそぎ落としたものです．「過不足なく，迅速に」ですよね．

STEP 2

いざ実践！日常診療でプレゼンテーション

〜質を高めるには何より"自分の中"〜

▶▶▶ STEP2　いざ実践！日常診療でプレゼンテーション　〜質を高めるには何より"自分の中"〜

1

効率性より網羅性
まず情報を集めてなんぼ

研修医　「いやぁ，だいたいイメージつきましたよ！もうプレゼンは完璧です」

指導医　「（いつも思うが，こやつの自信はすごいな）そうか，何よりや（汗）．さて，アウトプットの基本ができた先生には次のステップに行ってもらおかと思う．ここからは第二段階．より質の高いプレゼンテーションのために理解しておかなあかんことは3つや．① **網羅的情報の収集**，② **断捨離**，③ **抽象化：共通言語化**やな」

研修医　「いきなり難しい言葉ばっかりすね．もっと簡単に言ってもらっていいですか？」

指導医　「なるほど，その通りやな．① 集める，② 捨てる，③ 適切な言葉でまとめるってことやな」

研修医　「だいぶそっちの方がわかりやすいですけど…」

指導医　「確かに，先生にとって適切な言語化やなかったってことやな，反省します」

研修医　「わかればよろしい」

指導医　「…」

❶ 情報は網羅的に！
❷ 聞き手がなぜその質問をしてきたのか？　を理解する
❸ 集めて，記憶して，理解する．エウレカの感覚を！

▶ プレゼンテーションにおける情報量のバランス

　STEP1ではフルプレゼンテーションの基本的なアウトプット方法を学習しました．しかし，実際にはフルプレゼンテーションをして，それで終わりではありませんし，質疑応答もあるでしょう．ここでは前のフレームワークをさらっと埋めるのみでは当然，

「情報が不足している」

わけです．
　または逆に，研修医がフルプレゼンテーションしているにもかかわらず，待てずに指導医が途中で止めてしまうパターンも往々にして存在します．もしくは，指導医があえて止めなくても我慢して聞いているということは間違いなくあります．こういう場面では，"指導医にとって"少し無駄が多いと感じられているわけです．つまり，

「情報が過剰である」

と感じているのです．結局どうすればいいねん！ということになりますが，すでにふれた，この不足・過剰のバランス，つまり**「過不足なく，迅速に」**という点を満たすためには，アウトプットの形式を知っているだけではダメなのです．質の高いプレゼンのために，まず本項では情報が不足しているという観点

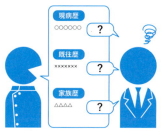
情報が少なくてわかりにくい

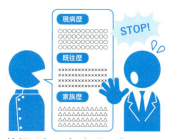
情報が多すぎて無駄に感じられる

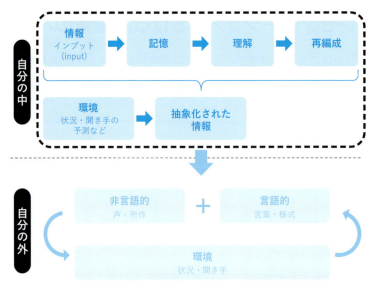

図1　ロードマップにおける質の高いプレゼンのために重要な過程

に注目します．プレゼンテーションが終わってから情報の不足が露呈することは多々あります．

STEP1で示したロードマップで言えば，「自分の中」の部分になります（図1）．**自分の中を高めてなんぼ**ということです．

▶患者さんの情報は自分が一番詳しくなれ！

指導医　「それでは昨日入った患者さんのプレゼンテーションお願いします」

研修医　「は，はい！　患者は80歳男性で主訴は発熱です．現病歴ですが，来院3日前から全身倦怠感を自覚し，来院当日から38℃の発熱を伴ったために前医を受診しました．入院4日目に解熱が得られず，血圧低下をきたしたために当院に転院搬送となりました．既往歴は尿路感染症と肺炎と慢性心不全があります．飲酒歴・喫煙歴はありません．来院時，意識は清明で，体温38℃，血圧90/58 mmHg，脈拍80回・整，呼吸数22回，SpO$_2$ 98％（室内気）でした．身体所見では～（中略）

	～以上より尿路感染症の疑いで初期治療としてセフォタキシムを開始しました」
指導医	「前医での治療内容は？」
研修医	「えーっと，すぐ確認します！」
指導医	「画像は？」
研修医	「前医で撮られていましたが異常ないとのことです」
指導医	「本当か？ CD-ROM かレポートはあるのか？」
研修医	「多分あります！ 紹介状に挟んであった気がします！ あ，ここにありました！」
指導医	「おっ！ 結石と右水腎症があるじゃないか！」
研修医	「…」
指導医	「で，アセスメントは？」
研修医	「多分腎盂腎炎です」
指導医	「多分ね…」

　非常によくある場面です．指導医が質問する内容に適切に回答できていませんね．結局，**勝負はプレゼンテーションの前に決まっています**．今回は情報量が不足しているわけです．
　これには，質問内容が予測できていないという点もあるのですが，本項で伝えたいことはそこではありません．症例プレゼンテーションするにあたっての**臨床医の理想的な心構え**として，

臨床医は担当する患者さんの情報に関しては誰よりも詳しくなるべき

ということです．今回の会話での大切なところはプレゼンテーションの内容での不足のみならず，そのプレゼンテーションの準備段階です．例えば，尿路感染症で抗菌薬を開始するにあたって，発熱で受診した前医での加療情報を理解していないということはやはり事前の情報が不足しているのです．
　いやいや，そうは言っても何もかもはムリムリっていう声も聞こえてきそうです．もちろん研修医や初学者の方々にとっては，何を集めるべきかという医

学的な論理性で知識が不足することばかりかもしれません．
　そこで不足したときの心構えとしては，

聞き手がなぜその情報が必要と考えたのか？

　を理解してください．前医での治療内容はもちろんのこと，抗菌薬の使用の有無や他の検査所見などが，今回の**治療内容の決定に重要**だからです．人が指摘するとき，質問するときには理由があります．厳しいツッコミをしてくる指導医の先生も，得られてきた経験に基づく情報のニーズが反映します．どの情報が必要かという理論背景こそが臨床医をプロたらしめている部分なので，最初は理解できなくてもしかたありません．しかし，情報をひたすらにでも集めながら，こういう情報が必要だということを体感していっていただきたいのです．STEP1で述べた根源的ニーズ「過不足なく，迅速に」は簡単ではないのです．情報をまず集めて，そのなかからニーズに合わせて選択してゆくのです．本項ではその情報をひたすらに集めることが大切だということを伝えたいのです．

　具体的には，患者さんに関する情報を1つでも多く入手しようとする努力は指導医に負けないでほしいです．患者さんをとり巻く家庭環境やキーパーソン，普段の生活，ADL，内服歴，既往歴についても細かく追究して頭に叩き込む必要があります．自分の施設で入院歴があれば退院サマリーはすべてチェックします．カルテも隅々までチェックします．今回の症例のような感染症の場合は培養歴をすべて確認します．また，既往歴の情報がもし仮に不十分であったとしても現在の内服薬の情報から患者さんがどのような疾患をもっているかをある程度推測することができます．お薬手帳は患者さんの全体像を教えてくれているのです．食事内容に関してもどのような形態のものを普段食べているかを理解していなければ入院中の適切な食事オーダができません．患者さんから直接病歴聴取が困難である場合は，家族や施設職員など，情報を一番もっている人に細かく聞きます．その場にいなければプレゼンテーションまでに電話で聞くことも重要です．また転院されてきたケースであれば前医の検査や内容に関する情報をチェックし，不足があれば電話ですぐに問い合わせます．

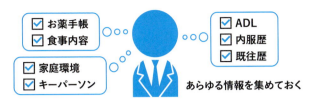

▶ 網羅する感覚の重要性

　情報を集める際に重要なことは，最初は無駄だと思えるような**網羅性を求める努力**がいずれ皆さんの血肉となり，効率性につながるということです．この網羅性を求める努力は臨床研究でも，臨床現場でも後々響いてきます．**自分がどのくらいの深さまで理解しているか？という感覚を学ぶ**ことこそがフルプレゼンテーションのために必要なところです．情報をひたすら集めるとどうなるか？ 少し情報を眺めます．するとその患者の本質が見えてきます．この本質が見えてきたときの感覚は"エウレカ"※と言ってもよいでしょう．この感覚は，臨床医というよりむしろ研究者よりの感覚かもしれません．ただ，この情報を大量に集めた後に見えてくる1つの一貫した患者像というものを押さえることこそが本当に重要なことです．これはなかなか誰も教えてくれません．デキる臨床医・研究者は感じたエウレカを表現しなくとも認識しており，それの周りに情報を集めることとなります．

　ちなみにこれは研修医のみではなく，医学のような不確実性の高い領域では一生この感覚と戦ってゆく必要があります．これができるかどうかは網羅性を求める努力から来ます．最初にこれをサボっていると，その癖がつき効率的な情報だけを集めようとしますが，それは逆に非効率であり，そして必要な情報を無視していることにさえ気づけないのです．

　少し話を戻しましょう．毎日同じ人のフルプレゼンテーションすることは，ほぼありません．つまり，フルプレゼンテーションは一期一会です．自分が一

※エウレカ：ギリシャ語に由来し，「わかった」「発見した」という意味

番この患者さんに詳しいという心づもりが重要です．これは，ある日突然，要領よくできるようになるわけではありません．努力と失敗を重ねてこそ，洗練された美しいプレゼンテーションができるようになるのです．

▶ エウレカの求め方
〜情報を網羅的に集めて，記憶して，理解して〜

筆者らの個人的な考えになりますが，このエウレカの求め方をご紹介しておきます．3つです．

① 集める
② 記憶する
③ 理解する

ロードマップで言えば図2の点線で囲んだ部分ですね．

情報をひたすら集めます．しかも記憶してゆく必要があります．この情報が点ではなく，有機的な情報となるまで収集と記憶をくり返します．

1つ注意しておきたいのが，このひたすらに情報収集し，記憶する作業は非常に苦痛を伴うということです．ただ，この「③理解する」に到着したときにエウレカという何とも言えない幸福感に到達するはずです．したがって，成功体験が重要です．まず症例をフルプレゼンテーションし，フィードバックをもらえる機会を10例ほど用意できれば十分です．大量の情報を記憶するなかで，自分の気づきが出てきた瞬間をぜひ体験してほしいわけです．

これに必要なことはフレームワークを覚えて当てはめることではありません．大球性貧血を見たときに鑑別診断を3つ挙げるといった答えを求めているのではありません．むしろ，医学的にはそんなに問題がないが，軽度の大球性貧血があったとき，食生活環境をより細かく評価しそれぞれの食事の成分が他の一般の人たちときわめて異なるので大球性貧血だったということがわかったというようなものです．

これは医学に必須となる，論理性に基づく議論を用意できるための準備段階

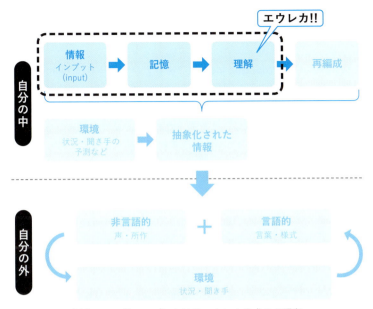

図2　ロードマップにおけるエウレカを求める過程

です．case report の書き方に近いです．正解でなくても OK です．いくつもの自分ができる限り考えつくした，そして批判的吟味に耐えうるということが重要です．このためには情報を網羅的に収集する必要があります．

　では，情報を集めて，記憶して理解したらどうするか？　次項では網羅的な情報をいかに調理し，より洗練されたプレゼンテーションにしていくかについてお話しします．

COLUMN ユーレカ（エウレカ）

『A technique for Producing Ideas（アイデアのつくり方）』（James.W. Young／著，1940)にはアイデアを生む過程には次の5つの段階があるとありました．今回，われわれはこの第1段階の次に第4段階のユーレカを挙げています．実はこの第2段階は厳しいのです．情報を集めるだけ集めたら，少し考えましょう．そして休ませるのです．そうすれば，きっと皆さんのもとにもこういう感覚が芽生えるはずです．

第1段階	資料集め．諸君の当面の課題のための資料と一般的知識の貯蔵をたえず豊富にすることから生まれる．
第2段階	諸君の心のなかでこれらの資料に手を加えること．
第3段階	孵化段階．そこでは諸君は意識の外で何かが自分で組み合わせて仕事をやるのにまかせる．
第4段階	アイデアの実際上の誕生．ユーレカ！発見した！という段階．そしてわかった！
第5段階	現実の有用性に合致させるために最終的にアイデアを具体化し，展開させる段階．

▶▶▶ STEP2 いざ実践！日常診療でプレゼンテーション ～質を高めるには何より"自分の中"～

2

より洗練されたプレゼンへ
集めた情報は捨ててなんぼ

研修医 「網羅的に情報集めることって大切だと思うんですが，プレゼンテーション長くなりませんか？」

指導医 「そやな．そのまんま話してまうと，むちゃ長なる．だから，根源的ニーズを満たすためにも，集めた情報を捨てるっていう作業が必要になるねん」

研修医 「せっかく集めたのに捨てるんすか？」

指導医 「せや．もったいなくても捨てるんや」

研修医 「何を捨てたらいいんですか？」

指導医 「捨てる基準は話し手が決める．自分が考えた診断推論の流れ，相手が必要と考える内容に沿って考えるんや」

研修医 「僕が決めるんですか？ ケチケチ言わずなんか基準とか教えてくださいよ～」

指導医 「聞き手が必要だろうなと考える情報を組み込むんや．ここでも聞き手の立場に立つ必要がある．もちろん完璧に予測できるわけちゃうから，後で不足分は質問されたときに答えたらええねん．重要なのは，話の流れが論理的に過不足なくできているかやな」

研修医 「なんか難しいっす」

❶ 現病歴は診断に直結する情報を落とし込む
❷ 必要な情報以外はいったん捨てる
❸ 話し手による，"方向性"が重要

▶ 集めた情報は捨ててなんぼ 〜断捨離〜

　患者さんの情報を網羅的に集めて，記憶して，理解したら，次はその情報を調理してゆきましょう．

　まずは，

聞き手のニーズに合わせて捨てろ！

　ということです．知っていても捨てるということには，話し手にとって非常に勇気がいります．断捨離って難しいですよね．しかし，この作業が根源的ニーズ「過不足なく，迅速に」行うためにも必須です．一度得てしまったものを捨てることが難しいことは，有名なバイアスで endowment effect と言って，心理学的・行動経済学的にも証明されています．有名な例ではマグカップの実験があり，実際に一度マグカップを持った人は，持っていない人よりもそのマグカップの価値を高く見積もってしまうのです．実際のプレゼンテーションにおいても，情報を網羅的に集めるのはよいのですが，逆に捨てられなくなってしまうのです．バイアスを認めたうえで，うまく捨てられれば，難しいからこそ，素晴らしいプレゼンテーションに近づくことは間違いありません．

　もう少し，具体的にフルプレゼンテーションの形式で押さえていきましょう．

▶ 聞き手は誰か？　話し手はどう診断したか？

　症例プレゼンテーション・フルプレゼンテーションにおいては診断推論が基本です．聞き手のニーズ「過不足なく，迅速に」に合わせるために「何が重要」「何を基準に」捨てればよいのか？ということを考えます．

　まず，
「聞き手は誰か？」

　そして，
「話し手はどう診断したか？」

です．フルプレゼンテーションにおいては，研修医の教育という目的も含まれています．指導医レベルになると，本能的にここを理解しています．STEP1ではプレゼンテーションの形式と相手に聞きやすくするための順序などを解説してきましたが，自分の中でプレゼンテーションの質を高めるには何と言っても**「誰に」「自分がどう診断したか」**という基準で**断捨離をします**．「聞き手（誰に）」についてはアウトプットの形式でもふれましたが，「自分がどう診断したか？」という自分の中の問題もあるわけです．極論を言えば，症例プレゼンテーションなんて，指導医とか医療従事者にしかしないし，診断を1つに絞れということです．

診断を絞れと言っても，もちろん臨床現場では鑑別診断があれもこれも，たくさんあってそんなに確信的に絶対これ！という診断に至らないことが多々あります．そんなのは医者であれば誰だってわかっているのです．普遍的な事実です．

ほとんどのプレゼンテーションの教科書はこの部分にふれていませんが，あれもこれもということをプレゼンテーションのなかに入れてしまうと，聞き手のニーズとして「過不足なく，迅速に」伝えることは確実に不可能です．ベテラン医師でもこれは絶対に無理です．重要なのは，他の診断を完全否定はしないまでも，**診断を絞って方向づける**必要があります．特に現病歴で方向づいていないプレゼンは明確に「わかっていない人」認定されます．STEP1では，いろいろアウトプットのテクニックの面として順番とかいろいろ話しましたが，何よりこの方向づけが重要です．少し簡単な例で考えていきましょう．

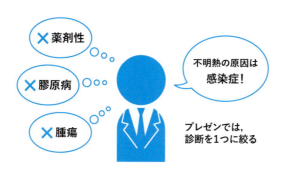

▶論理的な話の流れに必要な情報以外は捨てる

　もともと前立腺肥大症があり2時間に1回の頻尿がある80歳の高血圧患者さんがいます．普段から頻尿・残尿感があります．今回，来院前日からの発熱・左下腿腫脹で来院したとします．

　例えば，現病歴で『**来院数カ月前から頻尿・残尿感があります．来院当日，左下腿の発赤・腫脹を自覚したために当院救急外来を受診しました**（以下続く）』

とプレゼンしたとします．聞き手はどう考えているかというと，頻尿・残尿感と左下腿の発赤・腫脹がどう論理的につながっていくのだろうか？ということです．「話し手の考え方」が重要になります．

　STEP1で **pertinent** という表現を用いましたが，関係している内容だけ現病歴に入れるのでしたね（STEP1-4参照）．最終的な診断にこの頻尿・残尿感が関係ないと考えているのであればこれは現病歴では全くふれるべきではないのです．最終的な診断が爪白癬などからの蜂窩織炎であればすべて捨ててください．少なくとも現病歴には論理的につながらない情報は入れないでください．ただし，今回の前立腺肥大症などは既往歴に入れることはできます．前立腺肥大⇒深部静脈血栓症⇒浮腫⇒表皮剥離からの感染といった流れであれば既往歴に入れます．"現病"歴なので，実はほとんど診断ありきの話です．少なくともプレゼンテーションするときまでには一番疑わしい tentative diagnosis を用意する必要があるわけです．高血圧もプロフィールに入れることが多いと思います．ここでは，高血圧のため蜂窩織炎のリスクが高いと考えているとか，高血圧は予後不良であることを診断に含ませる意味であればもちろん，現病歴の最初に「80歳の高血圧既往歴のある男性が～」という話で進めて問題ないのです．

　次に，例えば，以前にも同様の症状で加療されたことがあるとしましょう．30年前の既往歴ということであれば今回との関連はきわめて少ないと思いますが，これが1カ月前であればどうでしょう．治療が不十分であった可能性や，今回の起因菌も前回の培養結果が参考になるのではないか，などと診断や治療方針の決定に大きく寄与する情報となります．

　具体的には，例えば，30年前の既往であれば削除してしまうのも1つです．1カ月前であれば現病歴に入れてしまうのです．「80歳男性．1カ月前に起因菌

不明の蜂窩織炎にて近医で加療された既往があります．今回来院前日からの〜」という感じです．**なぜこれを現病歴に入れるのか？既往歴に入れるのか？ということを論理的に考えておくのです**．現病歴に入れることで，再発性の蜂窩織炎という，初発とは違うという診断を強調したいという話し手の意思を明確化しています．

　結局，

「話し手はどう診断したか？」

が重要なのです．網羅的に情報を収集しているので，いろんな診断の可能性を考えていると思います．しかし，論理的にスムーズに聞こえないものは捨てます．お茶を濁したプレゼンテーションもありますが，**基本的には大きな一本の筋を用意してください**．
プレゼンテーションは事実の羅列ではないのです．話し手の強い意図をもった方向性が表れるものであるはずですし，あるべきなのです．事実の羅列であればビデオを共有する方がよいです．むしろ，そうではなく**医師として網羅的な情報をどう解釈しているのか？ということを問われているのです**．しつこいですが，得ている情報をあえて言わないということは非常に不安があると思います．知ってたのに「こいつはわかっていない」と思われるのではないか？とかどうでもいい心配もあるかもしれません．でも，それは違います．この情報の捨て具合もあわせて評価されているのです．

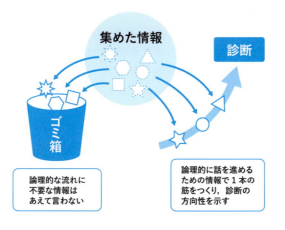

診断を絞る，そして現病歴に何を入れるのか？これがプレゼンテーションにおいて重要な能力です．もちろん，時間があれば，直接関係ないと考えている周辺情報もROS(review of systems)に入れてください．聞き手のニーズは「過不足なく，迅速に」です．

ここまでの流れでおわかりの通り，現病歴に入れる情報を取捨選択するときには，かなり恣意的だと理解してもらってよいと思います．

もう一度まとめましょう．**網羅的に集めた情報は，アウトプットのフレームに入れるときに，捨てます．フルプレゼンテーションにおいては，聞き手のニーズに沿って，話し手がどう診断したか？ということを明確に論理的に伝えるのに不要な情報はすべて捨ててください．**

研修医や初学者の方々は診断を1つに絞ることに不安があると思います．診断が間違えているのではないか？と思うのも当然です．ですが，情報さえ網羅していれば，あとは懸念される不安などを適切に議論すればよいのです．そのとき必要なのが論理性です．

だいたい，どの患者においても1つの診断に対して矛盾する情報などいくらでも出てきます．重要なのは話し手がなぜその情報を捨てたのか？という点です．話し手の論理性が重要です．なんとなく捨てるのではないのです．「論理的」につながらないものを話し手がどう解釈しているのか？という見えそうで見えない医師としての能力につながっています．

COLUMN 捨てる基準

断捨離は言うは易く行うは難しです．皆さんの机や部屋をご覧になればわかるのではないでしょうか？「人生がときめく片付けの魔法」（近藤麻理恵／著，サンマーク出版，2011）という本がありました．片づける＝"捨てる"ことが目的なのですが，「ときめくかときめかないか？」という基準を用意すれば捨てられるということです．"ときめく"ってなんだ？と思いますし，なんて客観性がない指標なのか？とも感じられると思いますが，捨てるのは自分です．結局自分で基準を用意する必要があります．ただ，意識してやるのと，イヤイヤやるのでは違います．自分は今どのような基準でこれを捨てたのか？ということを意識してください．ここでは，「聞き手」「自分の診断」が基準になるのでしたね．

▶▶▶ STEP2　いざ実践！日常診療でプレゼンテーション　〜質を高めるには何より"自分の中"〜

3 共通言語化が ニーズに応えるポイント
まとめてなんぼ

研修医　「情報の断捨離って，スカっとしますね．というかほとんどいらない情報ですね」

指導医　「なんかやや不安やけど，捨てる重要性に関しては理解してもらってよかったわ．ただなんとなく捨てられても不安なんで，今回は少し情報を捨てるというよりは，情報を変換する，より医学的に明確に表現するってことをやろかと思う」

研修医　「なんすか？それ」

指導医　「医療者間にある共通言語を用いることで，情報の共有を効率的にするねん．例えば，足がぶるぶる震えているということがあるとしても，これが発熱を伴っていて，敗血症の診断を強く疑わせる場合はシバリングって言えばそれで一発で伝わるわけや」

研修医　「それってもう診断してるってことですか？」

指導医　「どう診断したか？っていうのが重要やっていうのはこういうことや」

研修医　「へぇ〜〜」

学習の Point
❶ 共通言語化する
❷ 捨てて集めて，集めて捨ててのくり返し
❸ 正解ではなく，論理性

▶患者の言葉のままプレゼンしない

　情報の選択と，フレームワークへの落とし込みのイメージが少しはできたかと思いますが，ここでのポイントはどのような用語を使うかということです．先ほどの患者の主訴を「**左下腿腫脹**」と表現しましたが，患者自身がこのように言ってきたことを聞いたことがありません．

　患者は，「昨日から左足が腫れちゃってね」という感じで表現するわけです．

　一部ではリアルさを出すために患者の言葉を使うということにふれましたが，フルプレゼンテーションのときにすべて患者の言葉で表現することは"絶対に"ありません．なぜなら医学的解釈が伝わらないからです．さらにはこのように**患者の言葉のまま表現していたら間違いなく，時間が足りなくなります**．ここが重要です．

　このようにプレゼンテーションをするにあたり，下腿腫脹などのように**医学用語への変換**を行うわけです．そうすることで，われわれはより効率的な情報共有と，何を問題としたかが理解できるのです．そしてこの医学用語には定義があります．これが大切です．

　お通じが柔らかかったということを患者が言ったときに，これは「下痢」という医学用語に変換できますが，この定義にあっているか確認する必要があります．さらに医学的に下痢とすると，形状などから分類や要因が挙がってきます．そのため医学用語に変換することで，水様便なのか，粘液便なのか，そしてその便の色であったり，より詳細に病歴聴取(= taking history)を行い，問題を明確化し，共有する医療従事者(=聞き手)が聞きたいこと(=ニーズ)に先回りするわけです．これを考えれば非常に高度なことを行っているのです．

　このような作業を本書では**共通言語化**と呼ぶこととします．実際にさらにこのなかでも診断を強く誘起してしまう用語がいわゆる semantic qualifier だと思います．例えば，「心電図でのST上昇」などは，その言葉だけでも心筋梗塞を疑うのに必要十分な情報であり，強い影響力があります．循環器内科医にとっては，この用語が出てくると他の情報をはるかにしのぐ強い影響力をもちます．これは一例ですが，**共通言語化された"ことば"には診断や聞き手に与える影響力の強弱がある**ことも知っておいてください．これは診断学では，それぞれの所見の陽性尤度比・陰性尤度比として理解されていることもあります．

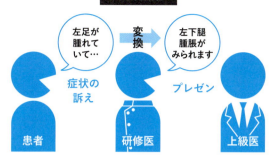

　もちろん医学的解釈ができていない，難しい場合は患者の言葉をそのまま用いることもあります．それの方が具体的でイメージはわくときもありますが，時間がかかり，それぞれの聞き手によって評価が変わってしまう可能性があります（話し手の診断した方向に向かいにくくなることがあります）．

　ここでの話をまとめますと，聞き手の根源的ニーズを満たす，「過不足なく，迅速に」情報提供するために，共通言語化することは最も適した形となります．共通言語化できることこそが医者における隠れた前提条件としてもよいでしょう．これができないとコミュニケーションにやたら時間と労力がかかります．

　つまり，フルプレゼンテーションのためには，患者の言葉を抽象化し，共通言語化する必要があるのです．

▶捨てて集めて，集めて捨てて

　既往歴でも同様に情報の取捨選択と共通言語化が必要です．前項でふれた患者さんを例に挙げましょう．80歳の高血圧で左下腿蜂窩織炎疑いの症例です．
- ・前立腺肥大症
- ・高血圧
- ・左下腿蜂窩織炎

　この3つの用語だけである程度のイメージがわきます．これが共通言語化の威力です．

　3語をふれるだけでかなりの情報共有ができるということです．一方で，これは適切な言語化が重要だということも意味しています．情報を捨てることと

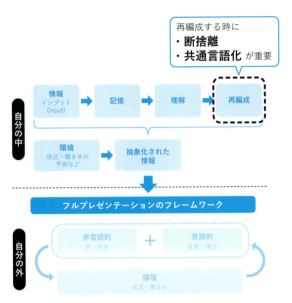

図1 ロードマップにおける断捨離・共通言語化の位置づけ

同様,このように用語に変換することは診断のミスリードおよびコミュニケーションの失敗につながるリスクがあることは注意しておきましょう.

　この作業を患者の問診をしながら行います.もちろん,入院患者であれば何度か情報収集に行ってもよいでしょう.網羅的とか言いながらもなかなか1回で完璧に情報収集できないことなど多々あります.例えば,何もわからない状態でまず情報収集し,その結果,蜂窩織炎だと考えたら,今の考えをもってもう一度情報収集してみるのです.

　しつこいですが,**フルプレゼンテーションは診断推論が基本です.**

　網羅的情報収集の後には,フルプレゼンテーションの形式に当てはめ,必要ない要素を捨てます.また共通言語化します.ロードマップでいうと図1に示した部分にあたります.これらの過程のなかで,また必要な情報がでてくれば再度収集します.このくり返しです.

そして，最終的にプレゼンテーションを行う前に，もう一度確認してほしいのは，聞き手からの指摘を避けるために，考えられることをあれこれ挙げておく，逃げのプレゼンテーションではなく，一番可能性が高いものを想定したプレゼンテーションを用意しているかということです．

　大切なのは，話し手がどう診断したか？でした．もし診断がつきませんということであれば，その診断がつかないということに対する話し手のなかでの論理性に従い，プレゼンテーションを用意する必要があるのです．そのために情報を意図的に取捨選択し，共通言語化するのです．

　プレゼンテーションは，診断の正解・不正解を用意しているのではないのです．よく勘違いされていますが，プレゼンテーション自体は診断が正しいかどうかが問題ではありません．もちろん臨床において患者さんに告げる診断を間違えることには問題があります．しかし，プレゼンテーションの段階では，**まずどう診断したか？ 方向性を明確化することが大切なのです**．誤解されることを恐れずに言えば，プレゼンテーションは「間違えがあってもよい」のです．

COLUMN 論理的とは？

　論理的，ロジカルという表現があります．プレゼンテーションの順番でもこれにふれました（STEP1-3参照）．ここで少し考えておきましょう．これは複雑な理論のように聞こえますが，もっと単純に考えてもよいと思います．「〜だから〜です」というものがロジカルに聞こえるかどうか？ということなのです．

　例えば，「雨が降ったので傘を持って行こう」

　ということであれば，皆さん理解できるのではないでしょうか？

　「昨日アメを食べたので，傘を持って行こう」

　これはどうでしょうか？ 意味不明と考える人が多いのではないでしょうか？

　何を言いたいのかというと，"〜ので"と言葉のうえで論理関係を示しても意味がありません．相手にとって論理的かどうかということだけです．

　また本書ではかなり論理的かつ合理的で理想的な指導医を聞き手に想定していますが，全くこういうことが通じない聞き手に対しては，話し手がいくらロジカルだと考えていても論理的に通じないことには注意しておきましょう（そんなことは想定したくないですが…笑）．

▶ 鑑別診断とアセスメント ～最終目的地「話し手の診断」まで論理でつなぐ～

　フルプレゼンテーションのための網羅的情報収集と断捨離，共通言語化について話をしてきました．ここまでは主に診断のところまでの話でした．もちろん診断推論ですので，どう診断したか？という方向性が重要でした．主観的情報・客観的情報にふれた後に，続く **tentative diagnosis（現時点での仮診断）**・鑑別診断・治療方針は言うまでもなく，重要です．ただ，ここまでの基本的な方法を理解された皆さんにとってはそこまで難しい話ではありません．ここで，診断にふれた後の治療方針について簡単にまとめておきましょう．フルプレゼンテーションのフレームを思い出してください．

　プレゼンテーションの最後には鑑別診断や追加検査の有無，治療内容についての考察を述べていきます．**鑑別は必ず，自分が最も疑う順番にプレゼンテーションを行います．**鑑別診断に関しては最終的に正しいかどうかは別と言いました．疑わしいものに対する論理的な説明も重要です．しかし，時間があれば，延々と話し続けることが可能です．鑑別診断，治療方針の可能性は無限にあるからです．したがって，ある程度の環境，つまり聞き手の立場に立って長さを調整していきます．時間があればゆっくりふれてもよいですし，時間がなければ省いていくこととなるでしょう．そもそも鑑別診断などは3つぐらいしか聞いていて覚えられないと思いますので，最初から3つに絞っておいてもよいでしょう．なかには可能性が高い順に，gold, silver, bronze と表現する指導医もいます．治療方針も大まかにまとめておきましょう．「米国式症例プレゼンテーションが劇的に上手くなる方法」（岸本暢将/著，羊土社，2004）にもありましたが，**鑑別診断の後には，diagnostic plan（診断的計画），therapeutic plan（治療的計画），educational plan（教育的計画）を頭のなかで整理しながら順に述べる**とよいでしょう（図2）．

　冗長になりましたが，まずは自分の立ち位置，方向性を明確にしてください．鑑別診断を述べ，自分の意見をサポートする理由づけや所見を加えていきます．ここはしつこいですが論理性です．

　このように，フルプレゼンテーションは診断推論であり，ある程度「方向性」

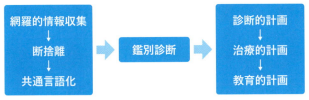

図2　フルプレゼンテーションの流れ

や「フレームワーク・形式」が存在するのです．恣意的です．施設によっては順番が多少違うこともあると思います．ただ，根本は同じです．**話し手がどう診断したか？ という理論的背景も適切に伝えるために，方向性に沿って再構正する必要があるのです．そして，そのためには網羅的情報収集，断捨離，共通言語化は重要な方法であることを知っておいてください．**

> **COLUMN** 情報の解釈・統合とコミュニケーションリスク
>
> 　次ページの図3を参照してみてください．これは情報の解釈・統合とコミュニケーションリスクを表す図です．言葉は違えど，これまでやってきたことと同じです．情報を集めて記憶して，理解する．そしてまとめるのです．2点理解してほしいところがあります．
> 　1つはこのまとめる方向に向かうときに情報が明らかに減少します．情報不足によりコミュニケーションが失敗するリスクが上がります．
> 　もう1つは，情報をまとめる前に，情報量を減少させる，もしくは変換させていると思います．これが本書で言うところの，断捨離と共通言語化です．例えば25歳男性の3日前からの右膝痛であれば，「若年男性の急性経過の単関節痛」といった感じです．それらの情報を解釈した後に再度組み合わせていきます．プレゼンテーションでは，情報収集後の解釈，統合においてコミュニケーション失敗のリスクが上がるわけです．逆に情報収集したままそのすべてを伝えると情報過多です．したがってこの間ぐらいのバランスをとることを目標としてほしいのです．勇気をもって「捨てる」ことが大切です．

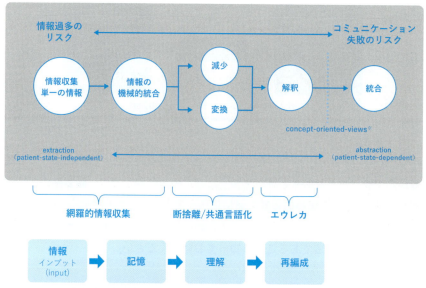

図3 臨床情報の解釈・統合とミュニケーションリスク
※ concept-oriented-views（例：フレームワークに入れ込む）
（グレイの枠内は文献1より引用）

【参考文献】

1) Feblowitz JC, et al：Summarization of clinical information: a conceptual model. J Biomed Inform, 44：688-699, 2011

2) Onishi H：Role of case presentation for teaching and learning activities. Kaohsiung J Med Sci, 24：356-360, 2008

3) Kim S, et al：A randomized-controlled study of encounter cards to improve oral case presentation skills of medical students. J Gen Intern Med, 20：743-747, 2005

▶▶▶ STEP2　いざ実践！日常診療でプレゼンテーション ～質を高めるには何より"自分の中"～

形式が変わっても大切なことは変わらない！ 応用力レベル1

定期的に行うショートプレゼン
さらに捨てる勇気

研修医　「なるほど〜，医学用語にするだけで情報をある程度まとめて伝えられ，ほかの言葉をバサッと切れますね．言葉って大切ですよね」

指導医　「せやな．重要なことはどのような言葉をどんな言葉に変換して，どの情報を捨ててプレゼンテーションしているか？ということを自分で理解することやねん」

研修医　「それで,忘れてはいけないのは,"聞き手のニーズに合わせて"ですね」

指導医　「わかっとるやないか．だいたいプレゼンテーションの聞き手側はみんな医療のプロフェッショナルな集団やから，質問やディスカッションで使われている用語とか，よく耳をそばだてておくのがいいんちゃうかな」

研修医　「無駄な情報なんか一切ないんですね」

指導医　「情報を集めるときは網羅的にやからな．プレゼンに使うかどうかは別やけどな」

研修医　「ショートプレゼンも一緒ですか？」

指導医　「せやな．基本的には一緒やけど，ただ少し違うところにも気を使った方がええから，少しその辺やってみよか」

❶ 毎朝のショートプレゼンテーションでは経時的変化を
❷ ショートプレゼンも方向性と論理性が大切
❸ pertinent positive/negative を適切に

▶ ショートプレゼンテーションの特徴

さて，STEP1・STEP2の説明の順番と逆ではありますが，思考回路としては

網羅的情報収集・断捨離・共通言語化
⇒アウトプット（形式・フレームワーク）に落とし込む

という流れ（図）は理解できましたでしょうか？
　もちろんアウトプットの知識は重要ですが，そこに落とし込むための網羅的情報収集・断捨離，そして共通言語化が大切でした．
　次はショートプレゼンテーションです．想像もたやすいと思いますが，**さらに「捨てる」**ということです．
　ショートプレゼンテーションには，朝の回診でのプレゼンテーション，当直の申し送りでのプレゼンテーションなどさまざまな場面や形がありますが，考えられる状況は，大きく2点です．

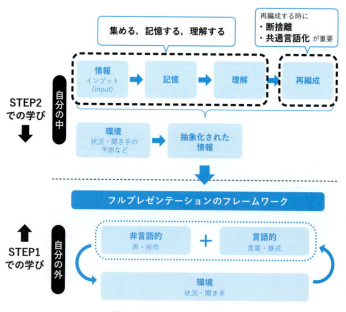

図　STEP1・2での学び

ショートプレゼンテーションを行う場面では，フルプレゼンテーションと異なり，まず，**診断や大枠の情報共有がすんでいる状態であることが多いです**．ということは，「過不足なく」「迅速に」情報共有する際に，かなり情報は少なくてすむわけです．大幅に，必要な情報のみを残して捨てるわけです．**必要な情報のほとんどは，経時的変化を中心とした情報**になります．

　もう1つは，緊急性が高い場合です．時間が短いので，ショートになるということですね．

　聞き手の根源的なニーズは変わらないのですが，主に朝の回診などの定期的なショートプレゼンテーションと，緊急の場合の情報伝達である臨時のショートプレゼンテーションの2種類に分けて話をしていきましょう．緊急の場合はよりコンサルテーションに近くなります．

▶ 情報共有＝経時的変化の評価

　では，まず朝の回診を例に定期的なショートプレゼンテーションのフレームワーク・形式を取り上げます．

　例えばこのような会話があったとします．

指導医　「よし，それではいつも通り入院患者さんについてリストの上から順に行こうか（PCの患者リストを見ながら）」

研修医　「はい，○×さんは20年前に虫垂炎に対して手術歴のある52歳男性で，肺炎で入院中です．治療はアンピシリン／スルバクタムを使用しています．今日で5日目です．昨夜38℃の発熱があり解熱剤を使用しています」

指導医　「…え？終わり？」

研修医　「は，はい！」

指導医　「えらいシンプルやな．今言ってくれた内容ぐらい，入院時のプレゼンテーションで聞いて知っとるわ．今朝はどうだった？発熱の鑑別は？今日はどうする？しかも最初の虫垂炎のくだりはいるか？」

研修医　「えっと…，今日は…」

さて，この研修医の先生はどのようなプレゼンテーションを行うべきだったでしょうか？　フルプレゼンテーションのときと同様にやはりアウトプットのフレームワーク・形式にふれておきましょう．

次のようなことが多いでしょう．

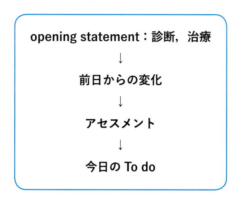

驚くべきはフルプレゼンテーションであれだけ時間をとった診断・治療がごく一部に集約されます．フルプレゼンテーションの聞き手の目的としては，情報共有＝**診断推論**であることに対して，定期的なショートプレゼンテーションは情報共有は主に経過を説明すること，情報共有＝**経時的変化**と情報共有の目的が異なるのです．

▶実際にショートプレゼンテーションの形式に落とし込んでみよう

まずフレームワーク・形式を考えてみましょう．

基本的に診断・治療については opening statement でふれてしまいます．実際にフルプレゼンテーションでの情報量が減少するわけではなく，意図的に捨てる必要があるのです．

どういう情報を残すのか？

ショートプレゼンの冒頭に残すのは主に，**年齢・性別・診断・治療の4つ**です．なぜかというと，ほぼこれである程度の患者の経時的流れは経験のある臨床

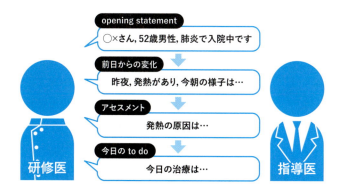

医にとっては「過不足なく」情報推定できます．さらに，少し今回の症例での特徴などが加わればなおよいと思います．

　ショートプレゼンテーションではこの後が大切になります．

　「前日からの変化，経時的変化」を主にプレゼンテーションします．つまりは，朝のプレラウンドで自分が得た患者さんの訴え・自覚症状（主観的情報：subjective）やバイタルサインを含めた身体所見などの他覚的所見（客観的情報：objective）など明確に，情報共有します．ここはフルプレゼンテーションと同じです．ある程度の方向性はあるのですが，情報を共有し，論理性をもって評価・アセスメントに向かいたいわけです．

　経過表に書いてある情報をそのままプレゼンテーションする研修医は多いです．しかし，プレラウンドしていない上級医でも電子カルテでその情報はすでに知っていることが多いので，少し上級編としてはいかに，**昨日からの変化をすばやくキャッチし，より付加的な情報を朝のプレゼンテーションで上級医に伝えられるか**が重要です．
　もちろんこの際に網羅的な情報収集を怠ってはいけないのはフルプレゼンテーションと同じです．時間が短い分，提示する情報の取捨選択のセンスがより重要となります．

　また，朝の回診でのショートプレゼンテーションでは上記のように前日からの経過を述べた後にそのまま，当日のアセスメントとプランを自ら積極的にプ

レゼンテーションすることとなります．特にフルプレゼンテーションと異なり，主観的情報・客観的情報・アセスメント・プランを分けて伝える必要はありません．むしろその時間を短縮することが多いです．できるだけスムーズに情報からアセスメント・プランをふれてもらった方がよいと思います．これは，前にも述べましたが，言葉と言葉の近接性が高いほど，論理性も明確に理解できるためです．

▶ショートプレゼンテーションでも方向性が大切

　ショートプレゼンテーションの際，よく経過のみ（＝情報のみ）を伝える研修医がいますが，**自分のアセスメント・プランを上級医にぶつけてみる**ことが重要です．フルプレゼンテーションと同じく，正解かどうかが重要なわけではなく，むしろ**方向性を示し，それが論理的かどうか**の方が大切なのです．このわずかな取り組みは，ぱっと言葉だけで見てしまえば，ほんの数秒の話ですが，コツコツ行うことで周りの先生とは圧倒的な差となるところです．

　自分が論理的だと考えた内容と異なる意見が上級医から返ってくれば，なぜ違ったかを考えるきっかけになりますし，上級医と方針が同じであれば自信につながります（大切なものは成功体験でした）．また，自分の意見をぶつけるには，今の状況から疾患や治療など必死で調べ，論理性を高めるための知識を蓄えることも必要です．自分で考えることで質問も必然的に生まれてきます．

　これらをふまえ，先ほどの研修医のプレゼンテーションに戻りましょう．刑事的変化とアセスメント・プランをふまえて直すと，

研修医　「○×さんは肺炎球菌性肺炎に対して加療中の53歳男性でアンピシリン/スルバクタムを開始し5日目です．今朝，38℃の発熱が出現しております．診察では左末梢静脈ライン刺入部の発赤・腫脹あり静脈炎を第一に考えます．まず，血液培養を含め各種培養を提出し，静脈炎に対しては血管エコーで血栓の有無の評価を行います．現行の治療に加えてバンコマイシンを開始したいと考えます」

となります．

このように方向性を明示すれば，指導医の先生からさらに病態に関する指摘が入ったりするわけです．

指導医　「ほかに，下痢などの症状はないのですか？ 抗菌薬投与後の発熱ですので，CD（*Clostridioides difficile*）腸炎や薬剤アレルギーなども考慮しなければなりませんね」

そこですかさず，あなたはこれに対して意見を述べるわけです．ここで，なぜ静脈炎の可能性が高く，CD腸炎や薬剤アレルギーではないと議論するための（網羅的）情報と論理が必要になるわけです．ショートプレゼンテーションではすべての疾患を除外する時間はありません．そこで自分のなかでもっている網羅的な情報と論理を小出しにしながら議論を進めていくのです．こうすることで，あなたの議論する能力も高まります．

上級医による建設的なフィードバックは学習効果を高めるため[1]，いかにフィードバックをもらうことができるかは研修医にとって大きな課題です．先ほど述べた能動的なプレゼンテーションは上級医との建設的な議論を促進するきっかけになり，フィードバックをもらう絶好の機会です．知識は今や書籍でも，動画でも容易に得られる時代です．議論する能力はなかなか得られないものです．そのためには，方向性を明示する必要があります．

もちろん，プレゼンテーションもうまくやれるにこしたことはありません．フィードバックをもらうためには，STEP1で述べたような，単調なものであったり，退屈なプレゼンテーションでは忙しい現場では上級医に途中で発言されてしまい，いったん中断をせざるを得なくなることもあります[2]．

▶ さらに省く勇気をもつ！ 断捨離力！

プレゼンテーションの際，自分が得た情報をすべて伝えたいとはじめは誰しも思うものです．努力して得た情報は宝物です．一度得たものへのバイアスがあるということもふれました．**情報は診療録に記載することで周囲の人と共有することはぜひ行ってください**．しかし，ここでもしつこいですが，重要なの

は聞き手が求めている情報かどうかを考えることです．フルプレゼンテーションと同じく，**あえて「言わない」選択肢をもつと一流です**．「過不足なく迅速に」ですので，臨床的に重要な情報は伝える必要がありますが，朝の忙しい時間に全体の場で言わなくていいものを省くのは同じです．いや，同じではないかもしれません．病院での得られる情報はさらに膨大です．時系列データなども含めて，データは多いのに"ショート"にする必要があるということで，より基準に従った強い断捨離力が必要です．

ショートプレゼンテーションでは**「自分がどう診断したか」ではなく，「自分がどうするか（Todo）を基準に捨てる**ことになるでしょう．

全ての情報を伝えなくても，上級医はあなたの論理の流れが適切であれば，しっかり情報収集していることをくみとってくれるものです．

▶pertinent positive/negative の重要性

pertinent positive/negative という表現をSTEP1-4で紹介しましたが，これは有意な（重要な）陽性所見/陰性所見のことです．つまり，ある鑑別診断を考えて，その疾患の可能性を高める or 低める問診事項や各種所見のことです．よく陽性所見は皆さんプレゼンテーションしてくれますが，**短い時間のなか，陰性所見であるpertinent negativeをいかに伝えられるかが腕の見せところです**．せっかく患者さんから多くの情報を得たにもかかわらず，このpertinent negativeは重要な情報となる場合にも，プレゼンテーションすることをよく忘れてしまいます[3]．捨てろと言っているそばからpertinentを入れろというのは矛盾していますが，この情報の取捨選択こそがプレゼンテーション能力を評価されるところになります．教育好きの先生は，削らないといけないというジレンマのなか入れた勇気ある鋭いpertinent negativeを含むプレゼンテーションは嬉しく思っているはずです．プレゼンターの頭のなかの断捨離力が間接的にわかる場です．

【参考文献】

1) Elnicki DM, et al：Third-year medical students' perceptions of effective teaching behaviors in a multidisciplinary ambulatory clerkship. Acad Med, 78：815-819, 2003
2) Yang G & Chin R：Assessment of teacher interruptions on learners during oral case presentations. Acad Emerg Med, 14：521-525, 2007
3) Walling A, et al：Are students less likely to report pertinent negatives in post-encounter notes? Fam Med, 44：22-25, 2012
4) Balistreri WF：Giving an effective presentation. J Pediatr Gastroenterol Nutr, 35：1-4, 2002

COLUMN 中間があってもいいんじゃない？
〜聖路加国際病院内科プレゼンスタイル その①〜

　聖路加国際病院内科の伝統的な朝の内科カンファレンスでのプレゼンテーションを紹介しましょう．ここまでご紹介した，フルプレゼンテーションとショートプレゼンテーションの間ぐらいのものです．実は，われわれの病院では診断推論に特化したフルプレゼンテーションは日々の臨床では実践していません．むしろ，こういう症例提示，診断推論は「内科グランドカンファレンス」，つまり"ヴァーチャル"な場面で教育目的で行っています．実臨床では，われわれの病院のようにフルプレゼンテーション・ショートプレゼンテーションの間ぐらいの形式があってもよい，というかあるのが普通かと思います．情報は「過不足なく，迅速に」ですので，それぞれの病院のスタイルではどこでどのくらい情報が必要なのか？大切にしているのか？という郷に従いながら調整していただけたらと思います．重要なことはプレゼンテーションの目的を理解し，聞き手の立場に立つということです．

▶▶▶ STEP2　いざ実践！日常診療でプレゼンテーション　〜質を高めるには何より"自分の中"〜

形式が変わっても大切なことは変わらない！　応用力レベル2

臨時の
ショートプレゼン

研修医　「こないだ，病棟で患者さんのNaが低値だったので困って，上の先生に電話したところ外来でめっちゃ怒られました．プレゼン難しいです〜」

指導医　「なるほど，よくあるシチュエーションやな．ここまでやったフレームワーク以外の注意点があるねん．それは何かわかるか？」

研修医　「えー，なんですかね．そもそもなんで怒られたかを振り返るとですね，上の先生の器がちっちゃいんですよ」

指導医　「その結論は外で言わんほうがええと思うで．ちゃうちゃう，ここまでのプレゼンテーションと違って，緊急性を問われてるねん」

研修医　「緊急性？」

指導医　「せや，聞き手にとって，情報を"過不足なく，迅速に"提供してもらいたいんやけど，話し手にとっての緊急性がこれまでになかってん．今回は先生が急いで聞きたかったということやろ？」

研修医　「なるほど，そうですね」

指導医　「これは少しコンサルテーションにもつながるところやから，話し手にとっての緊急性について注意して話を聞いてほしい」

研修医　「了解しました！」

学習の Point

❶ 緊急度は話し手が判断する責任がある
❷ 緊急性が高いときはコンサルテーションに近い
❸ 自分がどうしたいか「方向性」を

▶ 緊急性の判断は話し手の責任

　朝の回診や，定期的な変化を評価した情報を共有する定期的なショートプレゼンテーション以外にもいくつか**臨時で行わなければならないプレゼンテーション**もあります．

　それは**緊急性の高いプレゼンテーション**です．本書を読んでいただいている先生方には，さまざまな学年の先生がいらっしゃると思いますが，基本若ければ若いほど，看護師から病棟で患者さんに関するコールを受ける機会が多くなるでしょう．まだ自分では判断できない研修医などは，上級医に指示を仰がなければいけないときも多々あります．これを**緊急度に合わせて的確に臨時でプレゼンテーションする必要がある**と思います．こちらもフルプレゼンテーションの形式はとらず，前項で述べた定期的なショートプレゼンテーションと同様の形式をとることが多いです．

　基本は同じ流れで，重要なことは**「緊急」であるかどうか**だけです．まさにこの緊急性の判断は話し手がする必要があるのです．ここまでのフルプレゼンテーションでは，聞き手のニーズに合わせてという耳障りのよい表現をもとに進めてきていましたが，ここでは**話し手の方の責任**に注目していただきたいのです．基本的に医師の仕事は（診断を含めた）意思決定です．知識や技能がまだ不足している段階の先生から，熟練の先生まで**すべての先生に必要な意思決定があります．それは緊急性の判断です**．これは災害時のトリアージから，ちょっと上級医に報告するかどうかの判断までレベルは分かれますが，緊急性の判断という観点では同じです．

　そしてその緊急性の**判断主体は「話し手である皆さん」**です．ここを間違えないようにしてください．

▶ 緊急性が高いとき，コンサルテーションに近くなる

　例えばこのような会話があったとします．

指導医　　「お，そんなに慌ててどうした？」
研修医　　「せ，せんせい！○×さんが尿量低下です！」

指導医	「そうか．で？」
研修医	「は，はい！えーと，朝から午後3時までに100mLしか出ていません」
指導医	「そうか．で？」
研修医	「えーと，あのー．尿量が少ないのでヤバいと思います」
指導医	「ヤバいって…君のアセスメントを言ってほしいんだよ」
研修医	「あ…」

　これは最近，特に多いと思うショートプレゼンテーションの例です．何が問題なのかはもう皆さんはおわかりでしょうか．

　これは緊急度のみ判断したパターンです．聞き手のニーズを無視しているのです．つまり緊急性の高さを話し手が判断しますが，プレゼンテーションする際には聞き手のニーズをしっかり理解してほしいのです．

　皆さんも，病棟の看護師さんから発熱や頻脈，尿量低下や不眠，せん妄などを中心としたレポートや，検査室からの結果のレポートや連絡を受けることがあると思います．これらのレポートを受けた場合，その情報に対しての意思決定を自分のみで判断するのが難しい場合には，指導医の立場にある人にも情報を伝えなければなりません．この際に**緊急度に応じたショートプレゼンテーション**が必要になるわけです．このとき，適切な長さ・内容を選ばなければなりません．これはここまでの話と同じですので理解できるかと思います．「**過不足なく，迅速に**」です．ただし，この連絡に**話し手の緊急性**がかかわってくることは注意しておいてほしいところです．

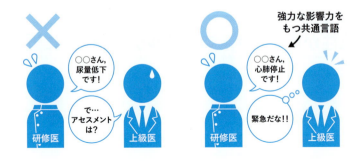

例えば，患者さんが急に心停止となりすぐに心肺蘇生を開始しなければならない状況であれば周りの人にとにかく集まってもらい，簡単な状況説明をしながら蘇生のための治療を優先させなければなりません．「しんぱいていしです」の9文字ゆっくり述べても2秒ぐらいですみます．無駄な情報よりまずそれが優先されます．緊急時は**強力な影響力をもつ，共通言語化されたものが重要**です．

ちなみに，研修医や慣れていない先生は慌てているので，STEP1で述べたfiller wordsである「えーと」や「あのー」の多発がみられます[1]．

確かにこのような急変の状況で混乱する気持ちはわかります．この場合，上級医にも「○○さんが心肺停止です」という状態を一言で説明することが大切です．緊急度が高いものは，よりコンサルテーションの要素を含んできます．コンサルテーションはどちらかというと，結論優先主義となるのです．

まずこの時点で理解しておいていただきたいのは，

① 緊急度は話し手が判断する責任がある
② ただし，緊急度だけではダメ．プレゼンテーションの本質が重要
　 根源的ニーズ「過不足なく，迅速に」

ということです．

緊急度が高くなればなるほど，コンサルテーションに近くなり，聞き手にアクションを求めます．コンサルテーションに関しては，STEP3でふれますが，それ以外のものを少し本項でふれておきます．

▶ 緊急性が低いときに陥りがちな " 伝書鳩 "

緊急性は比較的低いが，臨時のショートプレゼンテーションが必要になるのはどのような場合でしょうか？例えばバイタルサインの変化がない発熱や不眠，尿量低下など多少なりとも考える時間があるコール内容です．主に**当直で研修医が困るようなパターン**ですね．緊急性が低いのであれば，やはり情報を自分なりに再解釈する方がよいでしょう．

この緊急性の判断責任は " 話し手 " にありますので，連絡をもらった看護師

の方に状況をできるだけ詳しく確認し，まずは患者さんのベッドサイドに足を運び診察後に自分なりの鑑別や方針を考えた後に上級医にプレゼンテーションを行うのが基本です．こうすれば，伝聞で入手した情報の信頼性などはフルプレゼンテーションと同じことになるからです．

「ほうれんそう(報告・連絡・相談)」において看護師さんのレポートを上級医に伝えることはもちろん必須の事項です．ただ，情報は共通言語化と信頼度の評価が重要でした．研修医の先生はよくこれを情報は情報のまま伝えてきてしまいます．いわゆる伝書鳩です．しかし，なぜ伝書鳩がダメなのでしょうか？理由は2つあります．

1つは根本的な情報の信頼度がわからなくなるということです．情報はすでに看護師などの伝達者によって抽象化されています．この抽象化レベルおよび判断の妥当性を評価する必要性と，自分の解釈を考慮する必要性があります．また，共通言語化も，看護師と医師では異なるのです．ここでも，無意識のうちに情報をフィルタにかけ信頼度を割り当てることにつながるのです．これはある程度しかたがないことです．普段しっかり患者と話をしている医師とそうではない医師では言葉の信頼度が異なってくるのです．結局最後は信頼なのでその部分が大切となります．話し手が最終責任をとる必要があるのです．

もう1つの理由としては，皆さんの臨床医としての訓練の観点です．緊急度の評価と情報に対する自分の解釈(アセスメント)を含めたプレゼンテーションは前述の通り反復トレーニングにより確実に上手になっていきます．一見最終決定が上級医であると考えると，**「伝書鳩としてそのまま伝えることこそがスマートで効率的である」**とみなされてしまいがちですが，全く違います．

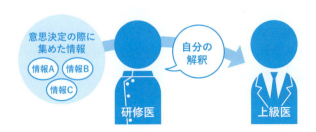

この意思決定の速度感，および責任性を多く経験することこそがよき臨床医への道のりなのです．何度も言いますが，医師の仕事は意思決定ですので，そのまま伝えるのは医師の本質的な仕事ではありません．意思決定に皆さん自身がかかわる必要があるわけで，話は少しそれますが，この段階を飛ばしてしまうと，自己アイデンティティの喪失につながります．意思決定の際に集めた情報をもとにいかに自分の解釈を伝えられるかが重要です．

▶次の行動プランを指導医にぶつける！

研修医はもちろん，指導医もいろいろな別の種類の仕事を抱え忙しいものです．研修医であるあなたがいかにプレゼンテーションを行うかで，指導医の説得と方針の決定は変わってきます．これは方向性なのです．ショートプレゼンテーションであっても，**方向性を明確化**し，論理を伝えてあげることこそが重要です．

例えば先ほどの尿量低下に対して，このようにプレゼンテーションを行った研修医がいたとします．

研修医　「ベッドサイドでの腹部超音波所見では膀胱が充満していました．また，両側水腎をきたしています．身体所見でのツルゴールの低下および超音波での下大静脈径が虚脱していることから1週間前から挿入されている尿道カテーテルの閉塞が考えられ，腎後性を第一に考えました．そのため尿道カテーテルの入れ替えを行いたいと思います」

つまり，ここでは**アセスメントに加え，自分が次にやるべき行動・プランをプレゼンテーションに含んでいます**．伝書鳩ではなく，能動的なプレゼンテーションを心がけることで，自分自身で考える癖をつけるようになり次第に自分自身で対応できることも増えていきます．そしてこの能動的プレゼンテーションを行うことで指導医からフィードバックをもらうことができます．**自分の中でまだまだ足りない分野，不確実な分野"uncertainties"をいかに指導医にフィードバックしてもらい穴を埋めていくかがプレゼンテーション上達，そして臨床能力の向上に直結する**と考えます[2]．まずは自分の考えをもつことが大

前提なのです．

▶ 緊急時に有用な SBAR 式プレゼンテーション

では次に，突然心停止となった患者さんの例を，見てみましょう．

スタットコール※，スタットコール，7階西病棟…
　（※スタットコール：当院での緊急連絡の院内放送のコード．各病院で違いますよね）

研修医　「うぉー急変だ！！！やべー！！！！！！！！急変だ！！！！！」
（当直室から一気に階段を駆け上がり病棟へ全力で走る研修医）
研修医　「どうしましたか？！状況は？」
看護師　「心肺停止です！85歳男性で急性心不全に対して治療中の方が突然脈がふれなくなって…！！」
研修医　「よし，ACLS 開始や」
（ACLS 2 サイクル後…蘇生確認）
研修医　「12 誘導心電図をとって ICU に移動しよう！ 俺はその間に循環器オンコールの先生に連絡をとってきます」
（プルルル…）
指導医　「…はい．」
研修医　「先生！こんな時間にすみません！ 先生の担当の A さんが突然急変して！」
指導医　「急変じゃわからんやろ！具体的に言ってみ！」
研修医　「はい，看護師がラウンド中に突然脈なしで CPA の状態でした」
指導医　「それは situation（状況）やな．background（背景）は？」
研修医　「はい，日中から喀痰貯留が目立っていて，日中から頻回の吸痰が必要だったみたいです！おそらくモニターを見返しますと SpO_2 がどんどん下がっていっているので痰づまりだと考えています」

これは緊急性の高いショートプレゼンテーションが必要なときです．緊急度が高いと，聞き手にも何らかの行動を起こしてほしいのが基本で，STEP3でコンサルテーションに近いことを後でまた学んでいただけると考えます．

今回の場合は，研修医は焦っており，「突然急変して」ということが伝えられており，確かに緊急性の情報共有としては適切です．ただ，コンサルテーションの要素を含むのであれば，

「心肺停止なので，来てください」
「心肺停止なので，○○にしようと考えますが，よろしいでしょうか？」

というように具体的な行動に落とし込むことが推奨されます．いわゆるconclusion first という形です．ちなみに緊急性が高い conclusion first の場合，結論だけで情報や論理がほとんど抜け落ちてしまうこともあります．このような場合には **SBAR 式プレゼンテーション**などが役立ちます．

SBAR 式プレゼンテーションとは，電話などによる医療従事者間での情報共有の際のコミュニケーション法の1つです．Leonard らが航空界，軍隊，法廷などで標準的に行われているような『briefing（簡潔な状況説明）』を臨床医学にもち込んだのがきっかけと言われており[3]，多くの文献でその有用性が示されています．

> S：situation（状況）
> B：background（背景）
> A：assessment（評価）
> R：recommendation（依頼）

の4つの情報を順番に伝えるという方法です．どのようなフレームワークでもいいのですが，項目は少なく，緊急性にも対応し，もれなくすることが重要です．特に recommendation が最初から重要な1つの項目として存在するということがポイントです．

当院では緊急時に限らず，すべての部門間での患者情報の申し送りの方式はSBAR に則ることを推奨しています．

では，先ほどの指導医と研修医の会話のつづきをみてみましょう．

指導医　「background（背景）と assessment（評価）を一気に言ったな．状況と今の様子はわかった．で，急変したのはわかったけど，俺に何をしてほしいんや．こんな夜中やし報告だけならそのまま寝てしまうで！行った方がええんか？それとも ICU にもスタッフはたくさんおるやろ？」

研修医　「は，はい，ぜひ来てほしいです．家族も心配そうな顔していますし…」

指導医　「おう，もちろん行くけど電話でのプレゼンテーションのポイントは assessment（評価）の次は recommendation（依頼）や」

研修医　「はい，先生に診察をお願いしたいのと家族に説明をしてほしいです」

指導医　「よしわかった．今すぐ行くわ．ICU のスタッフに状況をしっかり伝えてくれよ．緊急時のプレゼンテーションは"SBAR 式プレゼンテーション"で頼むわ．SOAP の形式とは少し違うからな」

　非常に教育的な指導医でした（実際にはこのような指導を行うことはありません．緊急ですので）．皆さんも医師として，**結論優先 ⇒ SBAR** という流れを覚えておいていただければきっと役立つことと思います．

　SBAR を読み解くと理解できるかと思いますが，これはコンサルテーションに近いプレゼンテーションです．相手に依頼して，行動してもらう必要があるのです．

> 【推奨されるプレゼンテーション】
> 「先生，こんな時間にすみません．少しお時間よろしいでしょうか？先生の担当される，〇〇さんが CPA となりましたので診察していただき，家族に説明していただくことを希望します．日中から喀痰貯留が目立っていて，日中から頻回の吸痰が必要だったようです．看護師が回診した際に CPA となりました．現在蘇生行為を行っておりますが，おそらくモニターを見返しますと SpO_2 がどんどん下がっていっているので痰づまりだと考えています」

　といった感じでしょうか？もっとよりよいプレゼンテーションにも進化させ

ることもできると思います．ただ，まず論理的にこの流れを理解してほしいと思います．

【参考文献】

1) Balistreri WF：Giving an effective presentation. J Pediatr Gastroenterol Nutr, 35：1-4, 2002
2) Wolpaw T, et al：Using SNAPPS to facilitate the expression of clinical reasoning and uncertainties: a randomized comparison group trial. Acad Med, 84：517-524, 2009
3) Leonard M, et al：The human factor: the critical importance of effective teamwork and communication in providing safe care. Qual Saf Health Care, 13 Suppl 1：i85-i90, 2004

COLUMN　だいたい１分，早口でダッシュ感
〜聖路加国際病院内科プレゼンスタイル その②〜

　p99のコラムでお話しした聖路加国際病院の朝の内科カンファレンスのプレゼンテーションを詳しくご紹介しましょう．実際には，前日の17時から翌朝8時までに入院となった患者さんの概要を，朝8時からの一部の科を除く全科が集まる内科カンファレンスで研修医が以下のような形式でプレゼンします．

「昨日の当直は〇〇先生，△△先生，◇◇（研修医本人）の３人で行いました．入院は５件です．
入院１件目，聖路加太郎さん，５年前に尿路結石の既往のある54歳男性で，主訴は発熱と腰背部痛です．
現病歴ですが，来院２日前に右腰背部痛を自覚しました．市販の鎮痛薬で対処していましたが，来院当日，悪寒を伴う38℃の発熱を伴い当院救急外来を受診しました．
来院時，意識は清明，体温38.5℃，血圧80/56 mmHg，脈拍102回・整，呼吸数24回，SpO_2 98%（room air）でした．
身体所見では右CVA叩打痛が陽性以外は明らかな異常は認めませんでした．血液検査ではWBC 15,600/μL, Cre 2.4 mg/dL, CRP 6.3 mg/dL, 尿WBC 3＋，尿亜硝酸塩陽性，尿のグラム染色では腸内細菌様のGNRを多数認めました．腹部エコーでは右水腎を認め，腹部単純CTでは右尿管に1.2cmの結石を認めました．
以上より，右結石性腎盂腎炎の診断で，緊急で泌尿器科による尿管ステント挿

入を実施していただき，感染症科××先生主治医で ICU に入院となりました．」

　という感じです．すべて丸暗記です．時間的にはこれで50秒です．これはちょっと早口なんですよね．研修医の教育・指導医との情報共有のために最低限の情報として，しかも時間のロスを減らすという大きな目的のため少し落ち着いて聞くという雰囲気ではないです．むしろ緊張感のなか，ダッシュする感じです．年々短くなってゆきます．ついてこられない者はおいてゆくぜという勢いすら感じるのは効率化の末にあるところです．時代も反映している気がしますね．

▶▶▶ STEP2　いざ実践！日常診療でプレゼンテーション　〜質を高めるには何より"自分の中"〜

6 上級医に動いてもらいたい
動かしてなんぼ

研修医　「なるほど〜，緊急性が高いかどうかは話し手が判断してプレゼンテーションに向かわないといけないということですね．まぁ，当たり前か」

指導医　「せやな．当たり前やけど，研修医はここをよく間違える．この段階では別に話し手が間違えてもええんや．患者のことを考えれば，最後に聞き手が動いてくれたらええ訳やから，オーバートリアージがベストや」

研修医　「ただ，伝書鳩ばかりだと，怒られますよね」

指導医　「そらそやな．話し手の信頼を失う方向に進むこともあるわな」

研修医　「怖いっす…」

指導医　「そういったリスクに気づいているから，プレゼンで緊張して震えたり，うまくいった・いかなかったと一喜一憂するねん．これはしょうがない」

研修医　「しょうがないんすか…」

指導医　「しゃーないな．そういう不安たっぷりな研修医の先生は，信頼を自ら築く必要があるな．再現性の高い検査データなどに頼ってもいいかもしれん．勉強した信頼度の高いデータなども同じや」

研修医　「データ？」

指導医　「せやな．まぁとりあえず進めてみよか」

学習の
Point

❶ 信頼は1日にしてならず
❷ 再現性の高い"数字，データ"をうまく使う
❸ 方向性がある，提案型プレゼンテーションを！

ここまで①フルプレゼンテーション，②定期的なショートプレゼンテーション，③臨時のショートプレゼンテーションについてふれてきました．

緊急度が高いほどコンサルテーションに近づくと述べましたが，コンサルテーションに近づくほど情報共有だけでなく，聞き手に動いてもらいたいという意味合いが強くなります．ここではその最たるところ，上級医を動かす方法を解説します．これもコンサルテーションの一種とも言えますが基本的な情報を多く共有している前提からはじまる点で次のSTEP3のコンサルテーションとは区別しています．

▶ 信頼を獲得するプレゼンテーション

あなたがある患者さんの担当になったとします．上級医へのプレゼンテーションまでの間にこれまでのカルテチェックや患者さんからの情報，身体所見や検査データなど必要な情報を頑張って準備して臨むでしょう．そこで上級医にいろいろな質問をされるでしょう．STEP2-1でフルプレゼンテーションであなたがいかに**誰よりも患者さんのことを知っているか，網羅的な情報収集が重要**であるかということをお伝えしました．

さらに量だけではなく，プレゼンテーションする側自身が評価した主観的情報・客観的情報の部分で情報の信頼性についてもふれました．共通言語化されていたとしても，看護師と医者での共通言語化の違い，情報の信頼性の違いがあることにもふれました．ならば同じく，話し手と聞き手で同じ言語を使っていたとしても情報の信頼性が異なることがあるわけです．例えば，研修医の先生とベテラン上級医の先生と同じ説明をしたとしても，患者が納得するのはほとんどの場合，当然後者になります．これは信頼度の問題なのです．

そこで，次は上級医へのプレゼンテーションと信頼に関してお話ししたいと思います．例えば胃癌の患者さんがいたとします．

研修医　「既往歴ですが，2カ月前に胃癌の指摘があります．その他には高血圧，糖尿病…」

指導医　「胃癌の治療に関して詳しく教えて」

研修医　「えーと」

こういうエピソードがあった研修医の場合には，次から指導医はこの研修医は信頼**できない**ということになるわけです．つまり一度信頼を失うと，次からのプレゼンテーションの信頼度も下がってしまうこともあるということです．これは声とか，所作といった表向きのところではなく，地道に積み重ねる必要がある氷山モデルの見えないところなのです．医療現場で行うプレゼンテーションの最大の特徴は，まず情報共有ありきです．患者さんの正確な情報をもってはじめてプレゼンテーションが成立するということです．情報が不足していたり，間違っていたり不明確であったりする場合はプレゼンテーションとしての価値が一気に下がります．ひいては聞き手が誤った解釈や決断を下してしまうことにつながりかねません[1]．

担当であるあなたのプレゼンテーション1つで大きく方針は変わってしまいます．それぐらいの責任感をもってプレゼンテーションに臨むようにしましょう．この姿勢が大切だったことはすでにふれました．

▶ 数字の強み：客観的情報の信頼性

　信頼というものは，残念ながら，本書を読んだからといって明日からすぐに得られるものではありません．

信頼は1日にしてならずです（ただし，信頼を失うのは一瞬です）．

　では，まだ信頼を得られていない相手の場合に，**すぐに実践できるプレゼンテーションの信頼度をあげる方法**はないのかと思われたかもしれません．その方法，あります．

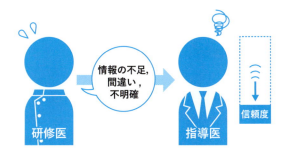

それは客観的情報です．信頼度が低い場合には，再現性の高い客観的情報をできる限り織り交ぜて報告するのです．**特に，数値・画像所見は最大の強み**になります．これらはわれわれが行うような個別の評価よりバラツキが少ないわけです．しかし，残念ながら，数字ではない情報はアセスメントを含めてプレゼンしてしまうことが結構多いです．これは客観的所見とアセスメントを混ぜないというところでもふれましたが，下記などが典型的な例となります．

①「Hb の著明な低下を認めました」
②「炎症反応の軽度上昇を認めました」

こうしたプレゼンテーションをしてくれる研修医を多くみかけます．ここでは，「著明な」や「軽度」などと程度を表す副詞が挿入されています．しかし，誰が程度に関して著明や軽度など決めたのでしょうか．

ここには話し手の主観，プレゼンテーションでいう"アセスメント"が入っていることに気がつく必要があります．つまり，客観的データに主観的な解釈が織り込まれており，聞き手にとっては余計な情報なのです．データの解釈はその後のアセスメントで述べるべきです．これをこのように置き換えるといかがでしょうか．

①'「Hb は4.2 mg/dL でした」
②'「CRP は1.1 mg/dL でした」

聞き手はすぐにその程度に関してはイメージできるはずです．①'は貧血の程度が強い，②'は若干上昇しているな，と自分で解釈するのです．聞き手との discussion を行ううえでは客観的な情報で話し合うことが重要です．自分の評価はここではあえて「言わない」ことが重要です．これは STEP2-2 で述べたプレゼンテーションの簡潔化にもつながります．

ここでプレゼンテーションの努力ポイントがもう1つ見えました．すべての検査値を丸暗記せよとまでは言いませんが，重要な key となる項目については大まかにでもスラスラとプレゼンテーションできることが推奨されるわけで

す(フルプレゼンテーションのときに記憶しろ！といったところに戻ります)．実際にこの検査値データを丸暗記することが推奨されている施設もあるでしょうし，実際にそれをサラっと言えた先生が輝いて見えることもあります．これは1つの信頼度獲得のテクニックでもあります．

▶ 提案型プレゼンテーションで方向性を示す

上級医を動かすときにもう1つ重要なのが，必ず方向性までふれる必要があるということです．つまり，**提案型プレゼンテーション**である必要があります．

研修医　「尿路感染症に対して10日前に入院した80歳男性の患者さんが昨日から緑色の水様便を7回/日認めていて，今朝から38℃の発熱が出ました．先生どうしますか？」

このプレゼンテーションのなかに研修医のアセスメントは方向性を全く含んでいません．しかし，残念ながらよくこのようなプレゼンテーションがみられます．「どうしますか？」と指導医に判断を仰ぐのは，前項も述べた伝書鳩です．**自分のアセスメントとプランをまずは立ててそれを指導医にぶつけてみる**ことが重要です．

研修医　「尿路感染症に対して10日前に入院した80歳男性の患者さんが昨日から緑色の水様便を7回/日認めていて，今朝から38℃の発熱が出ました．入院中頻度の高い静脈炎や誤嚥性肺炎，褥瘡などはありません．薬剤熱は鑑別として残りますが，CD検査を早速提出したところCD toxin/GDH抗原ともに陽性でCD腸炎が最も疑わしいです．バンコマイシン散125mg 1日4回を開始してみようと思いますが，先生いかがですか？」

指導医　「せやな，それで経過を見てみよう」

いかがでしょうか？　方向性がある方がやはり指導医も指導しやすいわけです．聞き手である，上級医を説得するためにはそれを支持するための根拠を1つでも2つでも多く集めることが重要です．患者さんは実に多くの情報をもっているために，いかに短時間で鍵となる情報を引き出し，プレゼンテーション

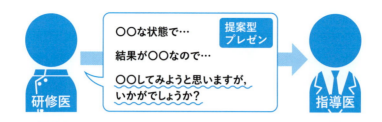

にとり入れることができるかが成功のための最大の課題です[2]．最初からうまくいく研修医はいません．この方向性を示す，提案型プレゼンテーションこそが上級医が臨んでいるプレゼンテーションであり，自分自身への臨床能力上達のための近道なのです．

▶表現方法によって，方向性の受け取り方が変わる

　上級医を動かす際に，客観的情報を入れること，そして方向性を示すことの重要性を述べてきましたが，ここで注意すべきことがあります．同じ客観的な（主観も含みますが）データを聞き手に伝える際に，話す順番や，表現によって，聞き手が受けとる内容のニュアンスががらりと変わることがあります．
　まず，以下の例をみていきましょう．

　例1：「昨日から今日にかけて本人の自覚症状や身体所見は改善傾向ですが，血液検査は悪化傾向です」
　→ つまり，傾向としては悪くならないか心配であることが伝わります．他に悪化させる要因がないかどうかの鑑別を探しつつ，注意深く見ていかなければならないと周囲に注意喚起を促すプレゼンテーション．

　例2：「昨日から今日にかけてデータは悪くなっていますが，本人の自覚症状は改善傾向で，身体所見でも腹痛は改善傾向です」
　→ つまり，データは悪化傾向に見えるが，全身状態や所見との乖離があり，経過としてはよくなっていることを伝えたいプレゼンテーション．

ここには話し手の解釈を含んだうえで，話す順番を変えることで聞き手にどのように伝えたいかということがあるということです．これはフルプレゼンテーションのときに説明した，言葉は近い方に強く受けとるということをうまく使った形になります．1つの同じ症例をプレゼンテーションするのに，順番が逆であることで大きく伝わり方が変わっていることが容易に理解できるはずです．
　これを応用したものとして，例えば10％の死亡率というものを

「10％しか死亡率がありません」
「10％も死亡率があります」

という表現を変えることで同じ客観的情報・数字も影響力を180°変更できるということを理解しておいてよいと考えます．これは行動経済学の分野では「フレーミング」と表現されます．実際にわれわれは"てにをは"ですら，一つひとつのニュアンスを表してしまうのです．
　本書ではまず，話し手の「方向性」が大切であるということを理解してもらえれば十分です．
　ただし，いくら表現で方向性を調整しようとしたとしても，強い影響力がある言語を最初にもってきた場合にはそちらに引きずられることがあるのはここまでの通りです．

　例：「昨日は心電図にST上昇を認めましたが，症状はありませんでした」

となったときに，症状はないということで特に対応が必要ないという方向にもっていこうとしていることは伝わるのですが，ST上昇が本当かどうかという信頼性のこと，それから浮かぶ鑑別診断や適切な対応がされているか？などが気になってしかたがなくなるということです．ここまで見てくると，結局最後は表現が重要になってきますね．つまり「言語化」が大切だってことです．

　こう考えると，いろいろなバイアスがあるためそれらをいくつも経験してゆくとよりよいプレゼンテーションができるようになってくることを想像される

のではないでしょうか？ここはそのような知識も重要ですが，**実践・練習あるのみです．**

【参考文献】

1) Onishi H：Role of case presentation for teaching and learning activities. Kaohsiung J Med Sci, 24：356-360, 2008
2) Chang RW, et al：The importance of early problem representation during case presentations. Acad Med, 73：S109-S111, 1998

COLUMN 丸暗記と意気込み
～聖路加国際病院内科プレゼンスタイル その③～

　以前は入院が複数件あるとすべての患者さんのショートプレゼンが丸暗記で求められていましたが，現在は1例のみ選んであとはプロフィールと診断名のみ伝えるかたちです．

　このショートプレゼンを当直のたびに何度もくり返し行うことで，現病歴から現症への流れがスムーズに言えるようになります．チーフレジデントや大勢の指導医を目前にして1年目の研修医の先生は最初は緊張してうまく言えないことも多いですが，徐々に慣れ自信もつき堂々と言えるようになります．そして2年目ともなるとやはり後輩の見本になるような立派なプレゼンができるようになり，その姿を見ると非常に嬉しく思います．前述したような早口，ダッシュ感があるシチュエーションに追い付くために丸暗記しているうちに，言語化されたものが唇になじむんですよね．唇に覚えさせるというのはいい得て妙だと感じます．英語とかもそうですが，結局記憶するしかないし，唇になじまないものは実践では使えないわけです．こういうものは，九九などと同じです．丸暗記はコンピューター最盛期の現在は否定的になりがちですが，より実践で効率的に行うためにはまだまだ今は唇に覚えさせるしかないですね．

　当直のコールが落ち着いた明け方，トイスラーホールという別の大きな会議室で朝のプレゼンに向け大きな声を出して練習している研修医の先生もいますし，当直で呼ばれながらも移動中にくり返しつぶやきながらプレゼンを練習している先生も多くいます．筆者らが先輩方から教わったプレゼンにかける意気込みは時代を越えて次の研修医に受け継がれているようです．意気込みばかり強調するのは好まれない時代になりましたが，モチベーションが高い人たちがより成長できるための仕組みはあってもよいですよね．

▶▶▶ STEP2 のまとめ

　ここまで，プレゼンテーションの質を高めるための方法と，ショートプレゼンテーションまで応用してきました．
　まとめると，

① **質を高めるための網羅的情報収集・断捨離・共通言語化**
② **ショートプレゼンテーションは2つあり，経時的な経過を説明するものと，緊急度の高いものがある．その緊急度は話し手が判断する責任がある**
③ **コンサルテーションは動かしてなんぼ．それには，表現などの方法論もあるが，信頼も必要になる**

　さて，ここで図の自分の外，中の大切なところは説明してきました．
　これでプレゼンテーションの基本原則は終了しました．
　この次からはコンサルテーションと，その他のプレゼンテーションとなり，聞き手のニーズがわずかに異なってきます．ただ，ここまでのプレゼンテーションの本質的な要素はすべてそのままですので，ぜひ復習しながら考えていただけたらと思います．

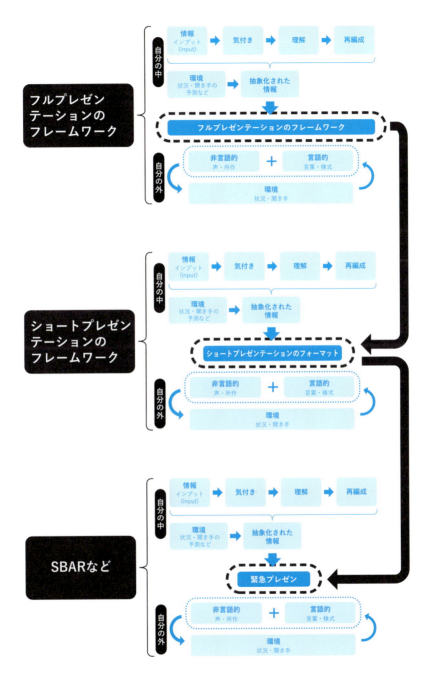

図　各プレゼンテーションのフレームワークの分量のちがい

COLUMN 言語化とヴィトゲンシュタインから学ぶもの

　言語化，言語化というけれど，言葉で表現できないものはないのか？という疑問がわく人もいると思います．全くその通りで，患者さんがうまく症状などを言語化できないのと同様に，医療従事者だってうまく共通言語化できないことだってあるわけです．

　この点を少しだけ深く考えてみると，完璧ではないにしろ，この言語化を行うことで，われわれはそれぞれが感じている世界の"どこが理解できており"，"どこが理解できていないのか？"ということを明確化することもできます．

　これは，哲学者のルートヴィヒ・ヴィトゲンシュタインの言う世界の「限界」の明確化です．ヴィトゲンシュタインが，「われわれは，言葉にて語り得るものを語り尽くしたとき，言葉にて語り得ぬものを知ることがあるだろう」[1]と言ったように，つまり「言語化できていない」ことで「わかっている」世界の限界を明確化できるということです．この言葉にされていないものが明確化されてしまう，この逆説的な考えからすれば，少しのプレゼンで，それぞれの医師の能力や，信頼度・センスなどを表してしまっているのだということです．医師のセンスとか能力というものは明確な言葉で定義できないけれど，そのプレゼンテーションから逆に表れてしまうということです（結局は，氷山モデルに近いですよね）．

　研修医を含めてわれわれはこの「限界」を広げて，共通言語化することで他者と世界を共有できるイメージです．

文献　1)「論理哲学論考」（ヴィトゲンシュタイン／著，野矢茂樹／訳），岩波文庫，2003

STEP 3
相手を動かす！コンサルテーション

▶▶▶ STEP3　相手を動かす！コンサルテーション

1
コンサルテーションの大前提
相手を動かす

研修医　「プレゼンテーションに関してはだいたい理解できました．コンサルテーションは後でやるって言ってましたけど，ほとんど一緒ではないんですか？」

指導医　「せやな．基本的なつくりは一緒になるな．自分のなかでつくるところがあって，その先にアウトプットの形式に当てはめるところがあるのは一緒や．ただ，1つ根本的に違うことがある．上級医のところでもふれたけど覚えとるか？」

研修医　「えー何ですか？」

指導医　「ふぅ…相手を動かすってことや．プレゼンテーションはまず情報共有とか教育が主体になるけど，コンサルテーションっていうのは自分ではできひんことを明確に相手にやってもらう必要があるねん」

研修医　「わかったようなわかってないような…」

❶ コンサルテーションの目的は"相手を動かす"こと
❷ 相手を動かすには相手の立場に立つ
❸ コンサルテーションは主語が違う（相手）

▶ コンサルテーションは
ビジネスプレゼンテーションに近い

　さて，ここまでプレゼンテーションの原則についてふれてきました．覚えていますよね．基本的には「プレゼンテーション＝しゃべる」ってこと．プレゼンテーションする前に勝負が決まっており，何が重要かというと何より聞き手のニーズでしたね．ここからはコンサルテーションです．

　コンサルテーションは"コンサル"と略されることもありますが，ややビジネスプレゼンテーションに近づきます．フルプレゼンテーション・ショートプレゼンテーションとコンサルテーションで何が違うかというと，

「聞き手（相手）を動かす」

ということが少し入ってくるのです．ここが違います．
　もちろん，根本は変わりません．どちらも

「聞き手のニーズ」

を理解することが必要ですが，さらにコンサルテーションでは聞き手に動いてもらう必要があります．それが診断なのか，治療なのか時と場合により異なるとは思いますが，何より聞き手に動いていただくように仕向ける必要があるのです．

▶ 思いやりコンサルテーション
～情報の優先順位をつける～

　あなたが集中治療室のローテーション中で，重症であるゆえに複数の診療科にコンサルテーションを依頼し，一緒にみてもらうシチュエーションがあったとします．

> 〈症例〉
> 82歳男性．クリニカルシナリオ1の高血圧性心不全で入院加療2日目．挿管管理を行い，血管拡張薬による降圧により呼吸器設定は改善し，心機能は徐々に回復している．
>
> 入院時に Na 118 mEq/L の低ナトリウム血症と誤嚥をきたし，肺炎を併発し ABPC/SBT を開始している．低ナトリウム血症で腎臓内科にコンサルテーションすることとなった．

研修医　「82歳男性．クリニカルシナリオ1の高血圧性心不全で入院加療2日目．挿管管理を行い血管拡張薬による降圧により呼吸器設定は改善し心機能は徐々に回復しています．今回は低ナトリウム血症がありましたので，コンサルテーションさせていただきました」

腎臓内科指導医　「今はどんな感じ？」

研修医　「はい，徐々に血圧も改善し，呼吸器設定としては FiO_2 0.3，PEEP 6 cmH_2O で横ばいです．発熱も徐々に改善し，右下葉の coarse crackle は改善傾向です．血液検査では炎症は改善しており，…（以下続く）」

腎臓内科指導医　「…で，ナトリウムはどうなの？」

研修医　「あ，そうでした．ナトリウムは24時間の経過で8 mEq/L ほど上昇しました．で，尿 Na + K は 40 mEq/L 程度です．体液評価としては最初は hypovolemic でしたが昨日の生食投与により今日の身体所見では口腔内や腋窩の乾燥，皮膚のツルゴール低下は改善傾向で下大静脈径も 16/8 mm で呼吸性変動ありです」

これを読んでいただいてどう感じたでしょうか？

腎臓内科医も細かく質問してくれていないのも不親切なのですが，ただ，何よりその質問の意図をくみとるという，最も理解しやすい**聞き手のニーズに応えられていない**ポイントは皆さんもおわかりかと思います．コンサルテーションを受けた腎臓内科医としては，もちろん全身状態の経過も知りたいですが，まずコンサルトされた低ナトリウムの動向や尿量，体液バランスなどについて

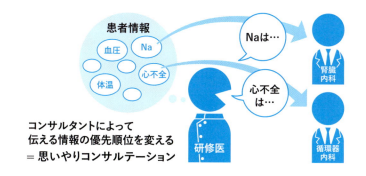

知りたいはずなのです．肺炎の経過や心不全の状況も重要なのですが，これは優先順位が異なるわけです．緊急度は話し手の責任とSTEP2で述べましたが，それと同じです．優先順位を適切に話しましょう．

　では，これが循環器内科医に対してのコンサルテーションの場合はどうでしょうか．まずは直近の心不全の状況を知りたいはずです．ナトリウムや肺炎の状態ももちろん重要ですが，聞き手が今一番知りたい情報は何かを考えて，ここでも**相手の立場に立った**「思いやり」コンサルテーションが重要です．

　もちろん，共通言語化はできているようにも感じますが，もう1つポイントがあります．今回の場合は，ナトリウムがどうか？ということを説明しているのですが，**本日の方針とコンサルタントに何をしてもらいたいのか？**がありません．コンサルテーションの「**方向性**」が見えないのです．相手に動いてもらうためには，**より方向性を明確にしておく必要性が強い**ということを理解しておいてください．

▶コンサルテーションは主語が違う

　フルプレゼンテーション・ショートプレゼンテーションとコンサルテーションの違いとして，相手に動いてもらうということについてふれてきましたが，臨床現場の医学的な観点からも想像してみましょう．同じ患者の診療を行うのに，プレゼンテーションとコンサルテーションの違いが表れるのはなぜか？を考えてみましょう．答えは簡単です．前提条件，つまり主語の違い，主治医の違いです．

まず，フルプレゼンテーションは診断推論が基本で，ショートプレゼンテーションも治療方針を決めるスタンスであり，

「話し手がすべて意思決定する」

ということが前提でした．たとえ研修医であったとしても，あくまでプレゼンテーションは自分で診断・治療などの意思決定をする前提で行わなければいけません．話し手がどう診断したか？でしたよね．これは結構忘れがちなので覚えておいてください．

ではコンサルテーションはどうでしょうか？ コンサルテーションは，

「この判断は専門の先生の意見を伺いたい」

ということです．つまり，聞き手に事情を説明して**診療・意思決定をしていただく形**です．ということで，聞き手が動くという主体性が伴うため，聞き手に「**さらに**」寄り添った形でのプレゼンテーションが求められるわけです．これができていないと，コンサルタントに"丸投げ"と思われてしまうのです．

> **COLUMN** "丸投げ"と思われないために
>
> 「丸投げ」という用語は建設業界における一括委託・請負からきています．
> この言葉には次の2つのニュアンスが含まれています．
> ① 本来は自分の仕事である
> ② 委託する前にできることをしていない
> このニュアンスは言い得て妙であり，コンサルテーションにまさにあてはまります．実際にコンサルテーションは何度も言うように本質的に相手に動いてもらうことが前提なので，①本来医師として自分で意思決定するべきところにおいて，②事前に自分でできるところを行っていないと，「丸投げした」と表象されるわけです．つまり，皆さんもできる限り自分たちで集められる情報を提供するもしくは，その姿勢を見せ①②を達成させておくことが重要であることは知っておいても損はないでしょう．

▶▶▶ STEP3　相手を動かす！コンサルテーション

コンサルテーションにおけるニーズとは
区別すべき2つのニーズと相手によって変わるニーズ

研修医　「先生！ 相手の立場に立ってコンサルテーションするという原則はわかったのですが，実際に何をどう伝えたらよいのかわかりません」

指導医　「どういうことで悩むことが多いんや？」

研修医　「そうですね．いつもコンサルテーションする相手の先生が忙しそうだと申し訳なくて恐縮してしまい，うまく伝えたいことが伝えられないです」

指導医　「せやな．相手の忙しさもあるし，何をしてほしいか明確でないとコンサルテーションされる方も困るんや．聞き手のニーズに気づいているんはええことや．ただ，個人的なニーズと医学的なニーズは異なるねん．まぁ，1つ1つ見ていこか」

❶ 相手の医学的なニーズと個人的なニーズを区別
❷ 医学的なニーズとして，緊急性と目的
❸ 敬意のサンドウィッチ

▶ コンサルテーションの区別すべき2つのニーズ

聞き手に動いてもらうためには，症例プレゼンテーションよりさらに聞き手のニーズに敏感になる必要があります．相手に動いてもらう，つまり相手の行動変容を促すというのは本当に難しいのです．皆さんも患者さんが体重を減らしたり，禁煙したりという行動変容の難しさは外来で痛感することでしょう．行動変容を起こすためにはインセンティブも大切ですが，最初の行動の障壁＝コストを減らす必要があります．この場合におけるコストというのは，例えば，「わざわざ何かしなければいけないこと」「面倒なこと」と考えてもらったらよいと思います．お金に限らず，時間がかかったり煩わしいというイメージでよいと思います．

このように，より聞き手に寄り添う必要があるコンサルテーションですが，より具体的に，皆さんがコンサルテーションを学習するために，**コンサルタントに相談する際の注意点**として次の2つを区別しておきましょう．

① コンサルタントの医学的なニーズ
② コンサルタントの個人的なニーズ

これはよく混同されますが，全く違います．忙しい先生であったり，非常に怒りやすい先生というのは完全に②の個人的な事情ですので，まずそこはおいておき，コンサルテーションする側としては医学的な必要性，特にコンサルタントが必要とするものを明確に提供できるように努力するべきでしょう．しかし実際のところ，②の個人的なニーズにうまく対応できずプレゼンテーションが苦手となることがほとんどです．そのため，気持ち的な面では②を優先させたくなりますが，②とは区別してまずは①の医学的なニーズについて考える方がプレゼンテーション上達への近道であり，コンサルテーションする側にとって勉強にもなります．②はもちろん①のあとに検討すればよいと思います．

▶ コンサルタントの医学的なニーズとは

まず，①医学的なコンサルテーションの目的を明確にしましょう．聞き手もプロですから，当然，相談したら答えてくれるはずです．答えないのであれば，それはプロとして失格です．ただ，そんな人は見たことがありません（もちろん②のコンサルタントの個人的な理由で，感情的になってしまい即時に対応してくれないとか，へそを曲げてしまっているとかありますが，こういうものは区別して考えるべきです）．

医学的なニーズ，つまりコンサルテーションの医学的に必要な内容については過去にいくつか研究がなされていますが，

① **緊急性**
② **目的**

の2つはどの研究でも評価項目として含まれており，言うまでもないですが，非常に重要な項目です．

▶ 医学的なニーズ①：緊急性

コンサルテーションする際，まず，医学的緊急性という軸を加えましょう．**いつまでに相手に動いてもらう必要性があるか？** は考えておく必要があります．どうしても，コンサルテーションする話し手側の都合として，**すぐさま答えを求めてしまいがち**です．もちろん忙しい臨床においては，忘れないようにすぐ答えが欲しいのも事実です．しかし，ここで踏みとどまってください．聞き手，コンサルタントも忙しいのです！ 是非，聞き手の立場に立ってみて，ある程度話し手側で医学的な緊急性の評価をしてほしいと思います（これは話し手の責任でしたね：STEP 2参照）．

緊急性に関しては，臨床現場ではおおざっぱに，① 今すぐ，② 本日中，③ 2〜3日ぐらいのイメージだと思いますが，一応少し過去の文献を紐解くと，

例えば Anna Podolsky CONSULT card[1] などでは，

① 30分〜1時間
② 2〜3時間
③ 8時間以内
④ 1日以内（通常）

という4段階に分類しています．実際にこのぐらいのイメージはプレゼンの際にもっておき，コンサルタントに伝えるようにしておいてもよいかと考えます．ちなみに，この"CONSULT"というのは，「Contact the consultant courteously, Orient (to the patient), Narrow question, Story (history of present illness and hospital course), Urgency, Later (plan for follow-up), and Thank you.」の略で実際のコンサルトに必要な要素を含んでいます．少し蘊蓄として知っておいてもよいかもしれません．

▶医学的なニーズ②：目的

　コンサルテーションする目的はコンサルタントに動いてもらう，つまり主には診断を確定，もしくは治療適応を決めるという意思決定をしてもらうことが多いでしょう．

　例えば，肝酵素として AST が1,000 IU/L を超えたということがあったら，消化器内科がある病院であれば，消化器内科に肝酵素上昇の原因を評価してもらい，治療方法に関してコンサルテーションを行うことでしょう．もし，消化器内科がなければ，主たる診療科・主治医で診療するしかありません．この話だけでもわかる通り，**コンサルテーションする・しないの基準，目的は病院によりかなり異なります．**目の前にいる患者に対して，**自分ができる責任範囲はどこまでなのか？**ということは考慮しておくべきです．これが逆にコンサルテーションの理由であり基準であり，目的になります．

　例えば，胸痛であるからといって全部循環器内科医が診療することとなれば，循環器内科医がいくらいても足りなくなるでしょう．循環器内科の専門医がいない病院だってあります．

各施設の文化といった外部環境もかなり影響を与えます．病院によってはコンサルテーション先の診療科が異なることすらあるでしょう．例えば，胆嚢炎は消化器内科ではなく，必ず外科がみるというような病院もあると思います．

この背景を理解したうえで，明確に相手に動いてもらうためのコンサルテーションの目的を用意してください．よく指導医に「コンサルトしといて〜」と言われて，研修医がこうした目的がわかっていないことは本当に多いです．

しつこいですが，最低この2つ，「緊急性」と「目的」は確認しておいてください．**どのくらいの緊急度で，何をしてもらいたいのか？** ということです．

▶ 個人的なニーズとは

次に少し医学的なニーズとごっちゃになるとコンサルテーションが複雑になり，われわれのやる気をそぐことになり兼ねない，個人的なニーズについてもふれておきます．個人的ニーズっていうとかっこよいですが，簡単に言えばそれぞれの医師の個人的都合ですね．それは主には，

① **時間**
② **優先順位**

の問題で，コンサルテーションする話し手を嫌な気持ちにさせることがあるのは事実です．日本では，コンサルタントをしながら外来で診ていたり，コンサルテーションの時間であったとしてもカテーテルなどの手技をしていたり，欧米などとは完全に異なるシステムを構築しています．別にコンサルタントの仕事をさぼっていて時間がないというわけではないですし，優先順位が低いと判断されていたりするのだと思います．これが氷山モデルのように隠れているわけではなく，「こんなコンサルテーションしやがって」と言わんばかりの先生もいます．コンサルタント側が表情，声，話し方，表現すべてに嫌な要素を顕著に出してくるわけです．

こういう状況になった場合には結論から言うと，受け入れるしかありません．ただ，少しは相手の立場に立ってみてください．何か理由はあることも多いで

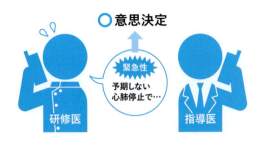

 す．例えば，忙しい外来をしているコンサルタントに延々と現病歴を述べるとかはっきり言って非常に迷惑なわけです．話し手側のプレゼンテーションに明らかに問題があれば改善すべきですが，そうでなければそんな言われのない攻撃を受けたとしてもサラっと流しておいてください．そんなやつもいるなぐらいで．

 医学的ニーズ，緊急度・目的に加えて，さらにコンサルタントごとの時間的な個人的事情も勘案などしていたら仕事にならないという気持ちもわかります．ですので，まぁできる範囲で気をつけるということですね．ただし，緊急性（例えばすぐなのか，今日1日待てるのか？）ということは重要で個人のニーズよりも優先されるべきです．例えば担当の患者が予期しない心肺停止になったということで家族に連絡する前に主治医にも連絡しておく．そのために外来中であったとしても，1分ほどで報告する．これは適切です．そうすることで，コンサルタントも自分で対応するのか，誰か他のコンサルタントが対応するのか意思決定できるわけです．最終的にこれは単一の答えがあるわけではありませんが，プレゼンテーションの最初のところでもふれました，「聞き手のニーズ」というものを推察することに通じているわけです．ここはbetterをめざすのです．その姿勢・人間性が氷山モデルの上の部分のプレゼンテーションに出てくるということを理解しながらしゃべるようになってほしいということです．

▶敬意でのサンドウィッチ形式

 ここまであれこれ書いてきましたが，ここで実際のコンサルテーションでの形式を記載しておきます．ポイントは敬意でのサンドウィッチです．
 つまり，

敬意を払う
↓
情報を伝える
↓
敬意を払う

の流れで話します．前述の CONSULT card でも Courteously ではじまり Thank you で終わっています．

具体的には，

「○○先生，今お時間大丈夫でしょうか？」
　↓
「××のご相談です．〜歳男性，〜〜〜〜」
　↓
「お忙しいなか，ありがとうございました」

です．この真んなかの情報は目的に合わせて変更しますが，何より聞き手に動いてもらうために敬意を払う必要があるのです．実際に氷山モデルの見えない部分がでてしまうのがここです．言葉の面だけではなく，実際に聞き手に動いてもらう，このためにお願いするという気持ちを忘れないようにすることです．動いてもらえないと本当に何にもならないのです．この**敬意のサンドウィッチ**は絶対に忘れないようにしてください．

▶ コンサルタントの分類

次項からはこの真んなかの「情報」部分をそれぞれの診療科，部門での違いで解説してゆきましょう．このように分類するのは，**情報の捨てるポイントおよび共通言語化が少しずつ異なるからです**．

ここでは大きくは医師とそれ以外の医療従事者に分けてみていきます．医師は内科系，外科系，マイナー（科）系の3つに分け解説します．医師以外の医

```
           医師に対するプレゼンテーション
        ┌─────────┬─────────┬─────────┐
        │  内科系  │  外科系  │ マイナー科系 │
        └─────────┴─────────┴─────────┘

      医師以外の医療従事者に対するプレゼンテーション
  ┌──────┬──────┬──────┬────────┬────────┐
  │ 看護師 │ 薬剤師 │臨床検査技師│ PT/OT/ST │ソーシャルワーカー│
  └──────┴──────┴──────┴────────┴────────┘
```

療従事者は看護師，薬剤師，臨床検査技師，リハビリテーションスタッフ（PT・ST・OT），ソーシャルワーカーについて紹介します．しつこいですが，コンサルテーションは聞き手を動かすということが目的であることを念頭におきそれぞれの特徴をつかんでいってください．

【参考文献】

1) Podolsky A, et al：The Courteous Consult: A CONSULT Card and Training to Improve Resident Consults. J Grad Med Educ, 7：113-117, 2015

COLUMN 時代と電話

　日本の診療現場において，外来診療中の電話は正直に言って非常にストレスフルです．もちろん前述の敬意のサンドウィッチも重要ですが，これは前提条件です．勘違いしてほしくないのですが，これはわざわざ会いに来て話をしろとか言っているわけではないです．時代が追いついていないので今は多少我慢が必要なこともあると思いますし，礼儀作法も今後変わってくると思います．

　電話というこれまで革新的であったコミュニケーションが圧倒的な速度感のある時代にマッチしなくなってきていると思います．一般の非医療業界においては，今SLACK, Backlogのような"ToDo","タスク"も含めたコミュニケーションツールが普及しています．電話の優位性はリアルタイム性でしたが，すでにLINE/Messengerでも十分リアルタイムだし，むしろLINEの速度感は電話よりすごい印象すらあります．今後は5G時代です．動画とか3Dビデオでの情報共有の時代が来るかもしれません．医療業界の情報コミュニケーションは常に1〜2世代前のようなものですが，自分たちの感覚は常に鋭くいたいものです．

▶▶▶ STEP3　相手を動かす！ コンサルテーション

内科系への
コンサルテーション
診断の確定と主治医の決定

研修医　「今日の日中にまたコンサルテーションで怒られました．肺炎だということで内科入院してもらおうと思ってコンサルテーションしたのですが，なんでCT撮ってないねんって怒られました」

指導医　「あるあるやな．どうなん？ 臨床症状は肺炎やったんか？」

研修医　「ちょっと微妙でして，高齢で症状ほとんどないんですよ．最初は尿路感染症かと思ったんです」

指導医　「そうか，そらちょっと悩ましいパターンやな．はっきりとした臨床症状があって，画像も同定されているんやったら悩まへんけど，そのあたりは話し手の信頼とコンサルタントの個人的事情も大きくかかわってくるからな．コンサルタントをみて考えるけど，基本，内科コンサルテーションは病院ごとに集めなあかん情報量がある程度決まっとるんちゃうか？」

研修医　「そんなもんなんですか…」

❶ 内科系コンサルテーションの目的は「鑑別診断」より「診断の確定」が多い
❷ 思考プロセス，論理性を重視
❸ 誰が診るか？ が重要

▶ 目的を深めたコンサルテーション

　それでは，まず内科系でのコンサルテーションからはじめましょう．

　内科系，外科系，マイナー科系というのは，古めかしい分類なので，ちょっと時代的には"今一つ"なのですが，少し大枠をお話するにはちょうどよいかなということで，使用させていただきます．

　先ほどまでコンサルテーションに含める医学的ニーズということで大きく2つとり上げました．覚えていますよね？

① 緊急性
② 目的

です．

　ここで内科系のコンサルテーションの特徴に入りたいと思いますが，「緊急性」については特別なことはありません．ここで大切なのは「目的」です．

　内科系コンサルテーションの目的は，基本的には「診断」と思われがちですが，実際には次の3つが主体です．特に主語が違うことは再確認しておいてください．主語は「コンサルタントが」です．

① 診断の確定
② 治療適応の決定および実施
③ **誰が責任をもって診るか？＝誰が主治医か？　を決定する**

　ということです．診断をするというよりは，診断の確定です．これはだいぶ違います．さらにもう1つ特徴としては，「誰が診るか？」ということです．この2つについてふれて行きましょう．まず診断の確定から入ります．

▶ 注意①：「"疑い"診断」と「診断の確定」は異なる

　まず，例を挙げましょう．

研修医 「先生，肺炎で入院中の80歳男性が，1カ月前からの労作性胸部不快感があり，本日朝，胸痛があって不安定狭心症だと思いますので，ご高診お願いいたします」

内科医 「心電図の所見はどうなん？」

研修医 「とってません…」

　これは内科系コンサルテーションで話し終わった後に，話し手が残念な気持ちになる典型例です．心電図という情報の不足している部分はもう簡単におわかりですね．ただ，このちょっとしたやりとりから少し気づいて欲しいのですが，研修医は**すでに不安定狭心症と「臨床的に診断」している**のです．つまり，内科系コンサルテーションの目的は"疑い診断"ではなく，**診断の確定**を期待していることが多いです．これは，昔から内科コンサルテーションでみられる特徴で，ある程度診断を疑ってからコンサルテーションすることが非常に多いです．

　この「診断」と「診断の確定」はかなり違います．診断を疑う，もしくはある程度の確率で診断する場合はよいのですが，むしろその段階はコンサルテーションする前に終わっていることが多いです．むしろ，"確定"診断のための特に客観的所見，診断根拠をさらに要求しがちになる訳です．もちろんこれは内科に限りませんが，特に内科で多くみられる特徴です．

　ここで内科系コンサルテーションのときの注意点があります．目的が本当に診断を確定してほしいのであれば，前述の通り，コンサルタントは時間を節約したいという個人的ニーズがあります．確証を求めるならば，**診断に向けての情報，特に客観的所見をどこまで集めておくのか？** ということがコンサルテーションのポイントになるわけです．

　もう1つ例を挙げると，感染症科へのコンサルテーションではこれまでの培養歴や抗菌薬使用歴，アレルギー歴などはコンサルされる側としては知りたい情報であったりします．こういう**各診療科で少しずつ欲しい情報が異なりますし，さらに細かく言えば病院ごと，または各医師ごとに異なったりします．**ですが，基本原則は聞き手のニーズを聞き手の立場に立って考えるということが大切です．

内科の場合は診断モダリティがかなり多岐にわたるうえ，誰でもオーダーできるものが多いので，得てして，「あの検査してないの？」っていう話になりやすいということは知っておいても損はありません．「あの検査してないの？」って言われたら合言葉みたいなものなんで「必要でしたか？スイマセン！すぐやります！」って言えばいいだけです．

▶注意②：思考プロセスが重視される

　必要とする情報を聞き手の立場に立って推定しているうちに，だいたいこのあたりの情報が必要な情報だろうなぁとわかってくると思います．**どの情報が必要か**ということを理解しておいてください．

　内科系では「思考プロセス」を重視します．つまり，本書でくり返し述べている「**論理性**」です．**なぜそのように考えたのか，本当に診断確定してよいのか？** ということをコンサルタントは自問自答，言い換えれば批判的吟味を行うわけです．内科系コンサルテーションをした際には，**この論理性を研修医の皆さんにはぜひ学んでほしいわけです**．またこういう論理性を学習するためには，過去の知見を得る必要があります．つまり，論文などで得られている知見を収集する必要性が出てきます．このときにより質の高い言語化を必要とします．

　よりよいコンサルテーションのためには，すでにふれた通り，共通言語化とその論理性も重要なのです．不安定狭心症であれば，緊急のカテーテル検査適応なのか，緊急入院適応なのか，もしくは，外来での経過観察をしてほしいのか？ 明確なコンサルテーションの目的を言語化することと，その意思決定に必要な情報が欲しいわけです．そしてその背景にある論理性，思考プロセスが重要です．今回はそもそも心電図を施行していませんが，心電図が必要であることを知っておく必要があるということです．

　不安定狭心症として，緊急冠動脈造影(early invasive strategy)の適応かどうかや，緊急入院の適応にTIMIリスクスコアであったり，GRACEリスクスコアのようなものを専門医は評価・使用しています．そういったリスクスコアに必要な情報，論理性を知っておけば，適切に情報共有できます．もし知らなかったとしても，コンサルテーションを通じて各専門の先生からその論理性・根拠を学習するキッカケになるでしょう．何より重要なのは学習する姿勢で

す．コンサルテーションは診療における自分の責任範囲を超えたため行っているので，ぜひそのような先生方がどのように考えるのか？という論理性を盗んでいってほしいものです．

▶「主治医は誰か」を明確に

　コンサルテーションの目的のうち，診断の確定，治療・検査の適応などについてふれてきました．しかし，目的のなかで意外に認知されていないのですが，重要な要素があります．それは，

誰が診るか？

です．これも大切な言語化です．診断の確定も大切なのですが，内科系のコンサルテーションにおいては，この「誰が診るか？」がかなり重要な目的になっていると考えます．これは日本特有の"**主治医**"の話になります．川越ら[1]は主治医を「人と人とのつながりを大切にし，疾患の種類によらず心身各部の診療の求めに応じ，継続して患者さんの生命と生活に**責任をもち続ける医師**」と定義しました．

　どの専門科であっても，複数の疾患を抱えていた場合，相対的に大きな要素を占める疾患を診ている診療科および医師が主治医として診療責任・説明責任の多くをもつことになります．入院する場合には入院の主診療科として対応し，外来においても主な説明は主治医がするということがなんとなくのところで決まっています．総合内科とのかかわりなど，歴史的なところは今回の議論に必要ありません．今は「誰が診るか？」ということは日本の診療，特に内科の診療においては重要な要素を占めているということを理解しておいてください．

　これは，例えば，最初の肺炎の例であったり，肺炎＋心不全のように高齢者で疾患がオーバーラップしている，もしくははっきりとした診断がつかないようなときに問題になりやすいのです．したがって，コンサルテーションの目的が「診断をお願いします！」という割には実際には「何らかの理由で帰宅できないので入院をお願いします」「診断をつけないと入院できないのでお願いします」といったニュアンスであることが多々あるわけです．ではなぜ，そのよう

なコンサルテーションで注意する必要があるのか？ということです．

特に複雑な疾患であったり，死亡や合併症リスクが高い場合には，誰もがそのリスクを負う勇気が必要となります．さらには，専門領域をまたぐ，もしくは診断がまだ不確実，かつ少し先行きが見えない患者を「主治医として診る」のは責任が重くなることに加えて，いろいろなトラブルをかかえこむことになりやすいわけです．相手の立場に立てば，こういう辛さなども加味する必要があるのです．

▶主治医を引き受けてもらうために

ここまで来てようやく最初のコンサルテーションの例の意味がわかります．情報が不足しており，信頼性が低いことに加えて，目的は不安定狭心症に対して診断確定・治療してもらうということ，さらには自分たちでは手に負えないので主治医として責任をもって対応してもらいたいわけです．"ご高診"というのは聞きあたりよさそうにみえて，全く具体性はありません．主治医は話し手なのか，コンサルトに依頼するのか不明です．もちろん，適切に診断を確定すること，治療の適応などを評価するのは専門科の仕事です．しかし，とりあえず主治医になってほしいというようになると，コンサルトの感情が揺さぶられるわけです．ここで前に出てきた用語「丸投げ」と感じるわけです．

はっきり言ってしまえば，「診断はわかりませんが，入院が必要なので主科・主治医として入院をとっていただけませんか？」ということなどが本質であったりします．こういった，主治医というリスクを引き受けてもらうための**交渉**の場合には，コンサルトの立場になれば責任をとりやすい環境をつくってあげるのも大切です．**診断確定のために，客観的所見を集める，つまり他の診断の可能性をできるだけ除外しておくことが大切になります．**

医師はほとんどの場合に，患者さんを良くしたいと考えています．良くならないリスクが高い患者は本能的に避けたくなるものです．これはジュディホール[2]がふれているように，概して医師は健康な人間，健康になると予測される人間を好む傾向があります．患者さんにとっても，話し手にとっても，コンサルタントにとってもメリットのある交渉の落としどころとして，診断は明確にしておきたいところです．そのために検査が過剰傾向になるのは当然かもしれ

ませんが，このことは念頭においておくべきでしょう．

主治医として入院させるのか，それとも主治医は別にいて co-management なのか，もしくはただコンサルタントに意見を聞くという意味なのか？ といったことは少なくとも話し手は明確に理解しておく必要があります．

▶ 今後の具体的な行動にさらに落とし込む

もう1点注意しておいてほしいのが，内科系では確定診断が目的になることが多いゆえに診断のみもらって，具体的な今後の指示を確認することを失念することがあります．コンサルテーションの場合のプレゼンテーションのポイントは「行動してもらうこと」でした．したがって，**具体的にどうするかまで聞く**ようなプレゼンテーションであったり，姿勢を忘れないようにしてください．

先ほどの不安定狭心症を疑うコンサルテーションの例であれば，

研修医　「不安定狭心症であると考えますので，帰宅はできないと考えます」
内科医　「これくらい大丈夫だよ．本人に言っておいたよ」
研修医　「本日はアスピリン処方しておきますか？ 次回の外来は来週ぐらいに予約しておいたらよいでしょうか？」

といった具合で，具体的に落とし込んでおかないと，もう一度電話することになることは間違いないです．これはお互い面倒なので気をつけておくポイントです．

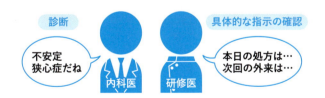

【参考文献】

1)「君はどんな医師になりたいのか―『主治医』を目指して」（川越正平，ほか/著），医学書院，2002
2)「医者は現場でどう考えるか」（ジェローム・グループマン/著，美沢恵子/訳），石風社，2011

STEP3 相手を動かす！コンサルテーション

4 外科系への コンサルテーション
conclusion first！ 来てもらってなんぼ

研修医 「先生！ こないだ学習した通り，しっかり情報を集めて，思考プロセスを共有しながら外科の先生にコンサルテーションしたら，すごく怒られました…」

指導医 「なんか想像できるな…」

研修医 「既往歴や手術歴などから話してたら，途中で結局なんやねん！って怒鳴られたんです」

指導医 「なるほどな．これは STEP 1 でもやったけど，思考回路の共有には情報から，聞き手に動いてもらうには結論からという話やな．コンサルテーションは相手に動いてもらうのが基本やけど，内科系は思考プロセスの共有も大事ということやった．外科系は侵襲的処置が必要かどうか，またその緊急性が重要やねん」

研修医 「めんどくさいですね…」

学習の Point
❶ 外科系コンサルテーションは conclusion first
❷ "リスクをとりやすい環境"かどうかの評価を
❸ 結局，来てもらってなんぼ

▶ 外科は conclusion first

研修医　「先生，35歳の男性が右下腹部痛を主訴に受診されました．現病歴ですが，4日前から…」

外科医　「待て待て，結局診断は何なん？」

さて，外科系へのコンサルテーションのポイントは比較的明確です．手術をするかどうか？です．手術というより，侵襲的処置を必要とするかどうか？ってことです．

ここで内科系と同じく，だいたいコンサルテーションしようとする時点である程度，診断は推定されていることが多いわけです．

外科系では，

① 診断の確定
② 侵襲的治療の適応
③ 侵襲的治療のリスク

を主に考える必要があって，何より侵襲的治療，手術が必要かどうかっていうのが大前提にあるわけです．そこは思考プロセスというより，**仮の診断と手術適応の有無を共有**するべきです．いわゆる結論から，**conclusion first** でやってほしいわけです（図）．

「患者は80歳男性で，診断は下部消化管穿孔で，緊急手術が必要です」

という内容が最初に欲しくなるわけです．

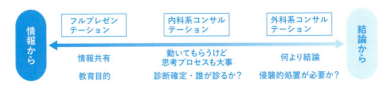

図　プレゼンの目的により，はじめに話す内容が変わる

▶手術するリスクをとりやすくなる環境整備

　では，はじめに手術適応があることを伝えたら，次に話し手が，聞き手の立場に立って行っておくことは何でしょうか？もちろん，今回の診断根拠となる画像とか検査結果などの情報と思考プロセスの共有であったりしますが，外科的治療を行えばだいたいそこで主治医として対応される先生がほとんどです．手術しない場合にはほとんどは主治医が変更されることはないでしょう．では，外科系ではどのようなことが重要になるかというと，先ほどの最後の，

侵襲的治療のリスク

です．もっとわかりやすく言えば，

「リスクがあっても侵襲的治療をやった方がいいです」

という環境をつくることが重要なんです（ここではこれを「リスクをとりやすい環境」と呼ぶこととします）．もちろん医学的に手術が必要ない患者に手術適応をつくれということでは全くありませんのでご注意ください．
　どんな手術・侵襲的治療の適応があっても，リスクがあるわけです．聞き手の外科医の先生方からすればこのリスクをとりやすくなる環境整備がコンサルテーションで必要になるわけです．ここに緊急性も入ります．
　緊急性が高く，手術しないと死亡率がきわめて高い！こんな環境であれば外科の先生はリスクをいとわずやってくださると思います．微妙なのは，逆に手術で得られるメリットとデメリットが微妙なバランスになっているときです．高齢者・フレイルであったり，社会的に問題があるというような周辺状況は診断学とは異なる面で，重要となってくるわけです．
　むしろ患者の病状が悪い，緊急性が高い状況であればあるほど，外科の先生はリスクをとりやすいわけです．著者が教えてもらったなかで，「悪くなっている状況はむしろ，外科の先生がリスクをとる（外科の先生が手術を引き受けてくれる）チャンスである」というようなことを言っている先生もいました．誌面上ではあまり過激なことは記載できませんが，こういうニュアンスは理解で

きるところがあるはずです．結局はまた同じ話です．聞き手・外科医の先生がどのような環境であれば手術をしやすいかということを少し想像してほしいということです．

▶外科医にはとりあえず来てもらってなんぼ

外科系コンサルテーションする場合は，基本的に手術適応がある状況，もしくはそのように疑わしい状況なので，何より重要なことは，

外科の先生に診察に来てもらう

ことです．コンサルテーションする側として聞き手の立場に立っていろいろ環境整備はしますが，何より来てもらわなければ話になりません．なんといっても侵襲的治療ですのでリスクを最後にとるのは外科医です．Salernoらがあげた10のコンサルタントの心得[1]のなかでも，結局 " look yourself " と言われているように聞き手が最終的にデータを確認し，責任をとるしかないのです．そのためには何より来て，直接患者を診てもらうしかありません．しつこいですが，まず手術適応がある話，そして，リスクをとるための環境整備・情報整理をしておくことが重要です．

研修医 「先生，35歳の男性が虫垂炎の診断です．外科的手術の適応があると考えます．特記すべき既往歴はなく，その他のリスクはありません．一度ご判断いただけますでしょうか？」

外科医 「わかった」

これだけです．前述の通り，ミスリードしないために結論優先です．
　最初は電話でコンサルテーションすることが多いと思います．しかし，侵襲的治療の適応については電話のみで行っていることはほとんどないと思います．結局，なんといっても，来ていただかなければ話は進みません．そのときに目的，診断名と適応を明確に伝えること，そして緊急度を示し，可能であればリスクをとりやすい環境を用意しておくのです．

何より，

来てもらってなんぼ

です．

【参考文献】

1) Salerno SM, et al：Principles of effective consultation: an update for the 21st-century consultant. Arch Intern Med, 167：271-275, 2007

COLUMN 人間力

　"誰が診るか？"というやや抽象的な概念をお話してしまいました．"主治医"という言葉自身にいろいろ議論があるのは理解しています．ただ，2019年現在において，臨床現場である程度男気をもって主治医を引き受け，責任とるような姿勢を見せることが重要なのは間違いありません（男気という用語はダイバーシティ時代にはすでに死語かもしれませんが…）．"主治医感"の話をしていると，最終的にいつもその先生の人柄とか，責任感とかに行き着いてしまいますので，少し言語化していきたいと思います．

　ずばり，"主治医感"をもつのに必要な能力は"人間力"と思っています．人間力の定義はいろいろありますが，自分としては「人や時代といった外部環境と自分の距離を自分なりの解釈で理解し，自分自身のみに限らず，周りの人をもさらに高めてしまう能力」と定義させてもらいます．人間力のある先生というのは，特に，医学的には自分の能力の及ぶ範囲を明確に理解している必要があります．そのうえで，自分だけではなく，周りの人の感情を適切に感じとり，能力を高められるということが重要だと思っています．なんとなく，あの先生に相談しやすいとか，相談したくなる人っているんです．こういう人は人間力があると思っています．これとは逆にバリアを張っている自分に気づくこともありますよね．反省する毎日です．完全にすべてを解決できない病気というものに対峙しなければいけない患者において，また迷える子羊のようにコンサルテーションしたい医師にとって，人間力は万能の解決ツールではなく，救いだと思ってます．

▶▶▶ STEP3　相手を動かす！ コンサルテーション

5 マイナー科系への コンサルテーション
専門の目でもう一度洗い直してもらう

研修医　「先生！ 昨日の心筋梗塞での入院患者ですが，なんか四肢に赤いポツポツがあるので，皮膚科に相談しておきますね」

指導医　「せやな，ありがとさん．ただ，皮疹はどんな感じなん？」

研修医　「いや，なんか看護師さんに言われたんで…」

指導医　「いやいや，ちゃんと見て，評価してから相談しようや．薬剤アレルギーも考えとかなあかんから，内服薬とかも伝えておく方が皮膚科の先生にはええんちゃうかな．敬意を払いながら共通言語化するような努力はあってしかるべきやと思うわ．俺も自省しながら言っとるけど」

研修医　「内科と外科のコンサルテーションの違いはわかりましたけど，皮膚科の先生に "丸投げ" と思われないポイントはあるんですか？」

指導医　「そこら辺，みていこか」

学習の Point
❶ マイナー科は診断・治療を自分の診療科内で解決する
❷ 必要な周辺・関連情報を提供する
❸ 丸投げになりがち

▶ そもそもマイナー科とは？

　コンサルテーションのポイントとして内科系は思考プロセス，外科系は手術適応の結論からでした．ここからはマイナー系の診療科におけるプレゼンテーションについてふれていきます．マイナー科系というのは，何回考えても微妙な名称ですが，一説によると国家試験の出題科目指定方式の必修科目以外をマイナーと表現しているとされています．メジャーのなかで，産婦人科，小児科のコンサルテーションを今回ふれていませんが，こちらの2つはマイナー科系のコンサルテーションのポイントがそのまま使えると考えています．

　本書では，内科・外科というように診断する診療科と，手術する診療科が分かれていない科をマイナー科とします．例えば，眼科や耳鼻咽喉科のように自分たちで専門性高く診断し，治療まで完結できる診療科です．

　ここでの特徴としては，

コンサルテーションする側が，診断に関して圧倒的に知識が不足している

ことが多いです．はっきり言ってしまって，「トレーニングを受けていないのでしょうがないんです」という状況なので，コンサルテーションすれば，診断の段階から，もう一度専門の目で洗い直し，治療してくださることが多いということです．ここまでは，コンサルテーションの目的が診断の確定でしたが，マイナー科では，

① 診断
② 治療
③ 一緒に診ていただく（co-management）

ということが多くなります．診断の検査モダリティも，パッチテストだったり，膀胱鏡であったり，誰もがオーダーできるものではないことも多いです．ということで，**疑いぐらいのレベルで相談させていただくことが多い**わけです．これは内科系の診断確定とは大きく異なります．内科のところで述べた「あの検査してないの？」という確率は格段に減少します．また主治医として診てく

ださることも多いのですが，主治医が内科・外科であったりするときに一緒に診ていただくという頻度が多くなります．ただし，小児科と産婦人科はやや例外で，若年，妊娠などの要素があるだけでそれらの診療科が主科・主治医として対応します．

▶マイナー科に提供すべき情報とは

ここで重要なこととしては，"自分で最初から診断するし，治療できる"コンサルタントにとって，必要な情報とは何かということです．

主に，

① コンサルテーションする目的以外の問題をどのように解決するのか？
② 問題はその診療科の問題だけなのか？

ということをより明確化しておくことがよいと考えます．

前者では皮疹があったとして，皮膚科にコンサルテーションするのはよいのですが，それ以外の内科的問題，例えば，高血圧だったり陳旧性心筋梗塞は誰がどう診ているのか？ということは重要ですよね．さらに，後者としては皮疹は他にいくつもの疾患があってその一部分としての皮疹なのか？ということを考慮してコンサルテーションしてゆくことが大切かと考えます．これは内科系のところでも述べた「誰が責任をもって診るか？⇒ 主治医は誰か？」という要素に近いと考えてもらってもよいと思います．

コンサルテーションする側は，**関連する情報を適切に提供してあげることが最も重要**となるのです．その代表としては病歴や薬剤があげられます．

◆皮膚科へ提供する情報の例

「膨疹でのコンサルテーションです．80歳男性，現在陳旧性心筋梗塞で抗血小板薬を継続中です．数日前からの〜（中略）〜でよろしくお願いいたします．今後も抗血小板薬は継続する必要があるのですが，必要あればご指導よろしくお願いします」

◆泌尿器科へ提供する情報の例

「夜間頻尿でのコンサルテーションです．73歳男性，1週間前からの〜（中略）．現在ほかに大きな疾患はありません．かかりつけ医もいない状況ですが，今後は近医かかりつけをつくっていただくように指示しております」

　このように主治医が誰かなどを明確化したコンサルテーションをマイナー科には用意してあげるのがよいでしょう．いないのであれば，それを用意してあげるようなシステム構築が妥当かと考えます．もちろん，これは地域や病院の関係もあるので外的要因を加味してご勘案いただきたいと思います．

▶特に敬意を払うことを忘れずに！

　マイナー科の先生方へのコンサルテーションでは，特に「敬意のサンドウィッチ」を忘れないようにしましょう．上にあげたような形で，マイナー科ではほとんど診断から治療までその科の先生方が実施してくれることが多いのです．この状況では，"とりあえずコンサルテーション""丸投げ"という状況が頻発しやすいです．皮疹の例を想像してみればわかると思うのですが，これがまたどんな皮疹でも家族からしたら心配ですし，結膜出血などがあれば不安は増します．それに責任をもって答えられるかというと主科の先生方も難しいことも多いのです．ということで**安易なコンサルテーションが起こりやすい**ということを知っておいていただいて，ぜひこれらの先生方にはより敬意を払うことを忘れないようにしてほしいものです．

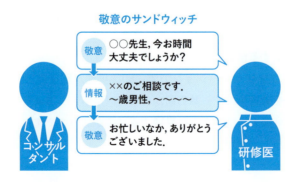

▶▶▶ STEP3 相手を動かす！コンサルテーション

6 他職種へのコンサルテーション

研修医　「先生！ コンサルテーションのコツは結構わかってきたと思います．まぁ思いやりプレゼンテーションしたらいいってわけですね」

指導医　「せやな，ただ相変わらず，ちょっとあまりにも自信がありすぎて怖いぐらいやわ．コンサルテーションは相手に動いてもらう必要があるんやけど，これまでは医師対医師やった．他職種に向けては何か気をつけていることってあるか？」

研修医　「え？ 嫌われないようにしてます」

指導医　「まぁ，それが一番最初の思いやりかもしれへんな．一応，基本医師は他の職種に対しては指示を出す形になるやろ，そのときの注意点を今回解説していこか」

学習のPoint
❶ 各職種の特徴をとらえ，それぞれのニーズに応える
❷ まずは情報共有
❸ さらに思考過程の共有

▶ 何より"情報共有"

　さて，ここからは各職種別のコンサルテーションについてふれていきます．ただ，そこまで細かい特徴はありません．しつこいですが，コンサルテーションの必須項目は，

「目的」
「緊急度」

です．そして，プレゼンテーションの原則は聞き手のニーズに沿ってです．根源的ニーズは，

「適切な情報量」
「短時間で」

何度も言っていますが「過不足なく，迅速に」ということです．
　表に主たるそれぞれの職種でのニーズを記載しておきます．それぞれニーズは異なりますが，いずれも医師と他職種の関係においては，医師からの指示という形態をとることがほとんどです．ということは，意識していなくとも**結論ありき**なんです．つまり，**conclusion first** になっているわけです．本項でふ

職種	聞き手のニーズ
看護師	具体的な検査・治療などの指示，患者のQOLに関する情報の共有
薬剤師	診断と治療薬剤の関係性の明確化
臨床検査技師	今回の検査を行う理由，診断・治療との関連性
理学療法士（PT） 作業療法士（OT） 言語聴覚士（ST）	現在の状況と，最終的なゴール，リハビリなどを行えない制限など
ソーシャルワーカー	治療方針と医学的な見通し，現状感じている問題点

表　コンサルテーションにおける他職種のニーズ

れていきたいのは，明確に指示することはもちろん重要なのですが，ほとんどの他職種において，**その論理的背景，情報が不足している**んです．これこそ実は聞き手のニーズになっています．このような背景，聞き手のニーズを理解して，**敬意を忘れず**，われわれは各職種にコンサルテーションを行うことができればスムーズになることは間違いありません．

以下に例を挙げていきます．

▶ 看護師のニーズ①
：実臨床に沿った具体的な指示

　何と言っても臨床現場で日常，接する機会が一番多いのが看護師ですので，看護師に向けたコンサルテーション，指示というところからふれていきましょう．
　基本的なスタイルは変わりません．聞き手(看護師)のニーズに合わせて行えばいいだけです．そして敬意のサンドウィッチでしたね．

　では，看護師のニーズについてですが，先ほどのリストにもあげたように，「**具体的な検査・治療などの指示，患者の QOL に関する情報の共有**」などがあります．常に医師はベッドサイドにいて患者さんの様子を継続的に観察できるわけではなく，看護師の方が一番患者に接することが多いでしょう．特に看護というのは包括的な概念で，細かな一つひとつの医療行為というよりケアを包括的にマネジメントすることとして理解されていると思います．
　もちろん，具体的な指示を行う必要は間違いなくあります．特に，エビデンスに基づく医療，ガイドラインということを意識すると，駆出率が低下した心不全患者に ACE 阻害薬を投与すべきということはわかるのですが，いつ処方し，1日のうちいつ内服するべきか？こういうリアルなことはかなり詳細な検索を行わなければ医師もわからないのです．しかし，実臨床で看護師から求められるのはここです．**入院後いつ開始して，何時に内服薬を入れて，どのタイミングで退院するのか？**エビデンス至上主義もいいのですが，実臨床はこういうより具体的な情報・指示が必要になるのです．ここはすでに学習した**情報の抽象化・共通言語化したものを少し具体化する**という作業です．意外にここ

に気づいていない先生も多いかもしれませんが，他職種へのコンサルテーションと医師へのコンサルテーションでは求められている情報の共通言語化されたものの抽象度が違います．他職種においてはより具体的に，詳しい情報で提供するように心がけてほしいわけです．この具体と抽象の情報の違いを理解してゆければ皆さんのコンサルテーションのレベルは格段に上昇していくことでしょう．

▶ 看護師のニーズ②
：論理性を中心とした情報の共有

　実際に看護師との情報共有がチーム医療のうえで非常に重要になることが多々あります．以下の2つを意識したコンサルテーションが重要だと思います．こちらもこれまで本書の概論を理解されていたらそこまで目新しいことではありません．論理性・思考プロセスを共有したいということです．

① 思考過程を共有する

　特に看護師は患者さんのケアにどのように注意すべきか，また検査や治療プランをどのように描いているのかをチームの一員として共有したいというニーズがかなりあります．診断や治療のために必要な情報が共有できていれば，看護師は関連する有益な情報を医師やチームメンバーに提供してくれるので次のステップの手助けになることが多くあります．予測される副作用や合併症などを共有するだけでもだいぶ異なります．

　例えば，

医師　「今日から神経梅毒の新規入院患者さんにペニシリンGを注射ではじめてください．Jarisch-Herxheimer反応といって投与直後に発熱や血圧低下，頭痛や倦怠感などがみられる人がいるから注意してみておいて」

看護師　「(それは怖いな…よし，注意して少し頻繁に病室を訪れることにしよう) わかりました．バイタル測定の頻度を増やして注意して観察します」

② いつ医師に連絡すべきかの理由を明確に伝える

　われわれの予測に反して患者の状態の変化は急に起こりうるものです．もちろん，こういうことも事前指示，特にバイタルサインの連絡をしてもらう基準は決定していることがほとんどです．ここも**具体的な指示つまり具体的なconclusion first**なのです．しかし，実際には急激な変化において，事前指示の通りでよいのか？ということは常に迷うわけです．

　例えば，新規に，特に夜間など医師に伝えるべきなのかという緊急性については常に看護師は迷うことが多いと思われます．「急変対応」とか「医師への連絡」という看護師向けのセミナーが多くあるのはこういうことです．したがって，診療科全体でのどういうことを大事だと思っているとか，そういう基本的な論理性を共有できる機会を用意する，もしくは，その都度のコンサルテーションの際に少し伝えていただくのがよいと思います．不思議なぐらい，看護師の方にこういった論理性を追加しても感謝されることはあれ，急いでいるから！ということで怒られることはほとんどないはずです．こう考えると，スタッフが情報共有となる話をしている途中で，話をさえぎってしまう医師とかの精神状態の未熟さも少々考えものかと思ってしまいます．

医師　「憩室出血で入院中された〇〇さん，明日下部消化管検査を予定しているけど，憩室出血の通常の臨床経過を考えても，今夜はまだ血便が出ると思うんだよね．基本的には血便が出ても本人の新たな自覚症状がなければコールは不要だけど，バイタルモニターして血圧低下や頻脈の持続があればいつでも連絡してね．あ，そちらは入院時の指示通りで大丈夫です」

看護師　「（少量の血便でも報告すべきなのか迷っていたから少しホッとしたな…）わかりました．具体的な指示もありがとうございます」

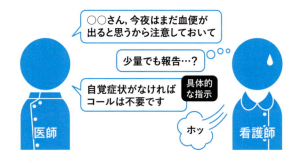

▶ 薬剤師のニーズ：診断と治療薬の関係性

医師　「この患者さん退院前に新しくST合剤はじめますので用意をお願いします．できれば薬剤情報も患者さんに伝えてください〜！」

薬剤師　「ST合剤？（何でだろうな．膀胱炎？ いや，MRSAの治療？…）」

　ある程度看護師のニーズのところで大切なことはふれさせていただきました．

① 具体的な指示（共通言語化）
② 論理性を中心とした情報共有

でした．聞き手である，薬剤師にとっての情報共有したい論理性は当然，「**診断と治療薬剤の関係性の明確化**」です．
　具体的には，

　「○○の治療のために□□を使用します．副作用として頻度の高い△△には注意したいです．かなり多くの種類の内服薬をこれまで継続している方なので今回の新規薬剤との相互作用は入念なチェックが必要です．投与期間は××を予定しています．患者さんの希望で外来に切り替える際にはできるだけ経済的な負担がないものを選択できればと思います」

ということです．
　特にこの副作用であったり，相互作用などを本当に医師が知っていて，患者にも理解されているのか？ ということは実は常に薬剤師の方は不安に思っているはずです．できる限りこのような背景を理解したうえで，上記のようなコンサルテーションをすれば，薬剤師さんは臨床的な情報を受けて薬剤師として必要なものをすばやく準備することができます．

医師　「1週間前に蜂窩織炎で入院した患者さんですが，新規にHIV感染が判明し，CD4が122/μLでした．PCP肺炎（ニューモシスチス肺炎）

の予防のためにST合剤を1錠/日で本日から開始したいと思います．退院前に皮疹や消化器症状などの副作用のチェックを行いたいと思います．薬剤師さんからの薬剤情報説明の際に，私も臨床側から内服の必要性に関して一緒に説明したいと思います」

薬剤師　「(予防なので，やはりアドヒアランスが問題だということだな…)ではそうしましょう．患者さんが理解しやすいようなパンフレットを用意しておきます」

このような一体感はまさに聞き手の立場に立った思いやりから生まれるものです．すべては最終的には患者さんのケアにつながります．

最後にもう1点だけふれておきますと，"**疑義照会**"という医師への確認作業を知っていますでしょうか？

これは，薬剤師法第24条にあるように，『処方せん中に疑わしい点(疑義)がある場合は，発行した医師等に問い合わせて確かめること（照会）ができるまで調剤してはならない』と定められた薬剤師の義務です．

この疑義紹介はとてもいい機会です．これは医師が他職種からコンサルテーションを受ける数少ない機会です．少し考えてみてください．医師も死ぬほど忙しいとは思います．そんなときに，電話かけてきて！ということで怒っている先生もいるのも事実です．ただし，これは個人的ニーズです．医学的には問題があると，薬剤師が判断した場合にかなり厳選された状況で連絡してくれているわけです．そして，そういう連絡は基本同じパターンになるのであれば，医師側もキチンと直してゆく必要があるということです．

人の振り見てわが振り直せと言いますが，この疑義紹介では，自分がどういうコンサルテーションをしているか教えてくれるのではないかと思います．

▶臨床検査技師のニーズ：緊急性

臨床検査技師という職種には，医師・看護師・薬剤師と違う特徴があります．特に，**検査枠の限定性，検査時間の限定性が明確**ということは注意すべき点です．

電話のみでやりとりすることが多い施設もあると思いますが，本当に医学的に緊急度が高くなったときに，いかに相手の協力を仰ぐコンサルテーションができるかどうかも重要となります．まさにコンサルテーションは人を動かしてなんぼです．

例えば，心臓超音波検査では下記のようなやりとりがよく見られます．

医師　　　　　「さっき入院した患者さんですが，本日緊急で追加で経胸壁心エコーをお願いします．すぐに検査室に向かわせます！」

臨床検査技師　「今からですか？（もう16時過ぎているのに…）」

単に「これ追加でお願いします」と言われても必要性が伴わなければ引き受けられません．そもそも心臓超音波検査や放射線検査など，どんな病院でも**検査枠が決まっています**．これは待ち時間を短くする必要もありますし，患者の検査時の安全性の問題にもかかわるからです．ここに緊急性をもってきてなんでも検査できると考えるようなことがあるのであれば，勘違いされていると言えるでしょう．

検査を緊急で入れるという場合には，もともとその枠にいた患者さんの時間をずらす，または検査技師さんの業務を増やすこととなります．医師・薬剤師・看護師というのはかなり仕事が延長しやすい傾向にあります．しかし，一定の検査は機械，試薬によるもので検査時間が決まっているわけです．この背景をしっかり理解したうえで，**緊急性をもって優先順位を変更するという覚悟が重要です**．単なる業務だけを追加するのは，当然受け入れられないわけです．

ここまでの他職種と同じく，具体的な指示および論理性は伝えることが大切です．特に緊急検査などの場合には緊急性を明確に伝えて，必ず相手に動いてもらう必要があるのです．検査技師さんも次の患者を遅らせたりするリスクがあるわけで，誰かが予約の入っていた患者に頭を下げてお願いしてくれているかもしれません．こういう状況を見越してコンサルテーションできるようにすれば，敬意のサンドウィッチなど容易なものです．

次のようなプレゼンテーションでもいいですよね．

医師　「遅い時間に申し訳ありません．研修医の○○です．先ほど入院した患者さんですが，2日前からの発熱と呼吸困難で来院し，これまでみられなかった心尖部の汎収縮期雑音を聴取し心不全を伴っており，感染性心内膜炎を疑っています．手術適応かどうかの判断のために可能な限り早い段階での経胸壁心エコーをお願いします．もちろん枠の関係もあると思いますが，今日中にできたらありがたいです」

臨床検査技師　「（枠の確認をしてみると，ちょうど今時間に余裕あるかな，今してしまえれば，後が調整しやすいかもな…）はい！ではもし可能でしたら今からとかどうでしょうか？　もしよろしければ，検査室にご案内ください！」

相手も医療のプロです．思考プロセスを共有すれば，必要性は理解してくれるはずです．あとは，本当に優先順位の話なので，その場その場で適切に議論してほしいものです．

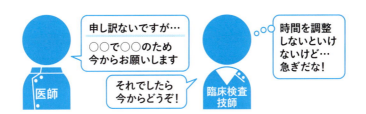

▶ リハビリスタッフのニーズ
：現在の状況と最終的なゴール

リハビリテーションスタッフには，理学療法士（PT）・作業療法士（OT）・言語聴覚士（ST）がおり，主な業務内容はそれぞれ違いますが，総じてリハビリテーション（リハビリ）の目的は患者さんの機能回復（あるいは維持）です．

このリハビリの特徴はなんといっても，

① 治療行為および結果が目に見える
② 治療行為の間は患者と完全に向き合う時間となる

です．
　理学療法や作業療法などは，特殊な動きを行うというより，基本的な生活に必要な動きを行うことが多いと思います．そして，機能が落ちていることも患者本人が自覚できるでしょうし，そしてどのくらいで回復するかということについて本人・家族から不安が出ることも多いです．また，それに加えて，患者に直接対応している時間も多いので，かなりいろいろな話をすることになるでしょう．皆さんも想像してみてください．
　患者を救急車で転院搬送するときであったり，車いすで検査に搬送するときなど，少し話につまることとかないですか？　こういうことを想像すれば非常にわかりやすいのではないでしょうか？　患者・家族はいろんなことを聞いてきます．どのくらいで良くなりますかね？　退院できますかね？　って感じです．
　リハビリスタッフの方はどうやって答えているか想像できますか？「詳しいことは先生に聞いてみないとわからないですよね～」って感じでうまくやってくれているのです．これって結構大変ですよ．もちろん他の職種の方々も大変ですが，リハビリスタッフの場合はまた特にこういう話をすることが多くなりやすいと思います．
　ではどんな情報が必要かっていうと，

「現在の状況と，最終的なゴール，リハビリを行えないといった制限やリスク（骨折・脳血管疾患など）」

などやはり，現状の情報，思考プロセスの共有です．もちろん具体的な指示として，リハビリをしない場合の基準などは欲しいのは当然です．そのうえで，今後の医学的な治療の目標・ゴールが具体的であればなおさらよいわけですね．そのあたりの相手の立場やニーズを少し理解してもらいたいと思います．

実際のリハビリスタッフへのコンサルテーションをみてみると，

医師　「先日肺炎で入院した75歳女性の患者さんがいるのですが，とりあえず嚥下訓練お願いできますか？」

ST　「（これまでは食べられていたのかな？目標はどこに設定しよう？）は，はい．明日以降とりあえず見に行ってみます」

こんな感じです．解説した通り，現在の情報，思考プロセスの共有ができていないわけです．もちろん，プロですのでコンサルトを受けて，評価はします．ただし，その背景などの情報があればよりよい形で対応できるのは容易に想像できるでしょう．

次のような形までいかずとも，聞き手のニーズに応える努力を怠らないようにしたいものです．

医師　「明日以降で新規に嚥下訓練をお願いしたい方がいます．誤嚥性肺炎で2日前に入院した患者さんです．もともとペースト食を軽介助で全量摂取できていたので今回もそこを目標としています．解熱は得られており，まずは嚥下評価をお願いできればと思います．喀痰が多くむせ込み強いようでしたら無理せず徐々にで構いません」

ST　「わかりました！（ペースト食を目標に頑張ろう）明日，早速昼に病室にお伺いします」

リハビリスタッフは**臨床的な情報も知りたい**ものです．例えば起立性低血圧

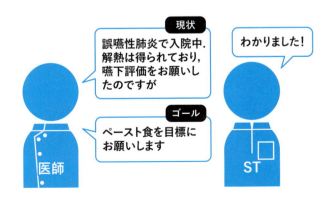

の患者さんについて体位変換時には注意というコメントがあれば，PTスタッフにとっては重要な情報になるでしょうし，「ターミナルの患者さんなので厳しいかもしれないが，家族が1口でも2口でも食べさせたいという希望がある」などと追加コメントがあるとSTさんも介入へのモチベーションも上がるでしょうし，患者・家族と適切なコミュニケーションにもつながるはずです．

最後に，リハビリというのは「**とりあえずリハ**」オーダーが多くなりがちです．例えば，意識障害の患者に嚥下訓練のオーダーだけが漫然と続けられていて，毎回STスタッフが困る…などということがないように，ここでも具体的な指示，情報共有，そして何より相手への思いやりコンサルテーションが重要なのです．

▶ソーシャルワーカーのニーズ：医学的判断と問題点

最後にソーシャルワーカーです．そもそもソーシャルワーカー，特に医療ソーシャルワーカー（MSW）ってどんな仕事かご存知でしょうか？

「病院等の保健医療の場において，社会福祉の立場から患者のかかえる経済的，心理的・社会的問題の解決，調整を援助し，社会復帰の促進を図る」専門職と言われますが，どうもピンとこないですよね．

主には，**金銭面，社会復帰に関して，いろいろな制度を利用する提案**（**制度利用支援**）をしてくれるわけです．医療費助成など**医療費**のみではなく，傷病手当金など**所得補償**まで含めた金銭面，さらには**転院のための調整**および，福祉サービスも含めた**社会復帰支援**を行っています．かなり包括的に制度を使うことを提案してもらえるので，基本はまず相談しようってことになるわけです．

そういう場合の聞き手のニーズとしては，

「治療方針と医学的な見通し，現状感じている問題点」

があげられます．

例えば，こんなコンサルテーションをされたらどうでしょうか？

医師　「この患者さん，医学的には退院できそうですけど，筋力低下があり廃用が進んでしまい家に帰れなさそうだから…あと調整をお願いします」

MSW　「（丸投げ？）わかりました…」

　基本的には包括的に評価してもらえますし，制度利用に至ってはかなり知識も必要なので，丸投げが悪いとは言いにくいですが，**聞き手は医学的判断はどうか？ということは伝えてほしい**と思っています．ここでも結局情報共有・思考プロセスの共有が重要です．

　例えば，転院調整や施設への退院先をあたっていく際にもどうしても，**ある程度治療期間の目処を知ること**（点滴から内服に移行するならその時期の目安）は必須です．考えてみれば当たり前ですよね．臨床情報を何も知らないMSWは，「では社会調整お願いします」と言われても，目的地が見えていないわけです．まず，少なくとも自宅に帰るか施設に移動するという範囲などを決めておく必要があるわけです．1〜2週間以内にすぐに入れるところを探すのか，自宅には帰れないことは予測されていて，今後退院が決まりそうなときに選択肢を提示していく余裕があるのか，などです．主治医として，患者さんの生活環境や家族のサポート体制，現時点での社会サービス導入の有無などできるだけ把握し，情報を頻繁に共有しながらMSWと一緒に取り組む姿勢が重要です．MSWが仕事をするうえで何が情報として必要かを考えてみる，ここでもやはり思いやりプレゼンテーションなのです．

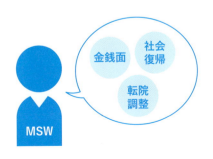

COLUMN　疾病モデルと生活モデル

　今，チーム医療最盛期となり，多職種と一緒に仕事しないと話が進まない時代となりました．これは医師の立場から見ても，医療として行えることの割合がどんどん減少してきており，むしろ，社会的な生活などに関するサポートの割合が増加していることも影響していると思います．おそらく医師以外のメディカルスタッフと医師では視点が違うということはもう一度理解しておいてもよいと思います．ここを理解していないと，議論は永遠に合わないですし，どこかを妥協するときにモヤモヤすることとなるでしょう．

　大枠として理解するには，"疾病モデル"と"生活モデル"がよいと思います．疾病モデルというのは基本病気を診ることが重要です．これはほとんどの先生が医学部時代にも学習していることだと思います．しかし，生活モデルは「問題を病理の反映としてではなく，他人や，もの・場所・組織・思考・情報・価値を含む生態系の要素のなかの相互作用の結果として捉える」思考枠組みです[1]．つまり，この2つは1つの事象に対する考え方が異なります．しかし，多職種の会議でよく混乱するのは，問題がある場合にどちらのモデルで考えるのか？ということにまだずれがあるということです．高齢者女性が家で骨折したということだけでも，もちろん骨粗しょう症という疾病モデルで考えるだけではなく，自宅の環境"生活モデル"を考えるのも大切です．生活モデルの思考回路は今，まだまだエキスパートの先生の経験論に基づくことが多く，個別性が高いです．これをいかに一般化してゆくかがこの時代の大切なところかと考えます．

【参考文献】

1) 「エコロジカル・ソーシャルワーク：カレル・ジャーメイン名論文集」，Germain CB/著，小島蓉子/訳学苑社，1992

▶▶▶ STEP3 のまとめ

さて，STEP3ではコンサルテーションについてふれてきました．もう一度コンサルテーションの基本を振り返りましょう．

① コンサルテーションは相手を動かす
② 相手のニーズをより詳細に考える：医学的ニーズと個人的ニーズ
③ 「目的」と「緊急度」を明確に示す

何よりコンサルテーションは相手を動かすために，フルプレゼンテーションよりさらに相手の立場に立ってニーズを把握することが大切だということにふれてきました．ニーズはいくつかありましたが，基本は医学的ニーズを評価します．

しかし，もちろん個人的な時間とか優先順位もあることを合わせて，皆さんは聞き手の立場に立ってあげてほしいです．コンサルテーションは何より緊急度と目的を明確に伝えてください．相手に動いてもらう程度が強くなるようなコンサルテーションの場合は，より結論から入るのがよいことなどについて述べてきました．診療科により，違いは色濃く出ていたと思います．いろいろな職種に対してのコンサルテーションも同様です．医師からは指示という形で無意識に conclusion first の形態になりがちなので，具体的な指示であり，かつ情報共有をすることが大切であるということでした．

さて，よくここまで頑張りました．
ここまで，
STEP 1では自分の外，つまりアウトプット・形式について，
STEP 2では自分の中，つまり情報の質を高める方法について，
STEP 3ではそれらを統合して，主に一対一の情報提供コンサルテーションについてふれてきました．
STEP 4ではこれを一対多数に増やしてゆく形となります．さて後1ステップで終わりです．頑張ってください！

STEP 4
学会・レクチャーでの プレゼンテーション

▶▶▶ STEP4　学会・レクチャーでのプレゼンテーション

1 学会での口頭発表（podium）
まずはフレームワーク・形式

研修医　「先生！今度はじめての学会発表があるのですがどうしていいかわかりません」

指導医　「やったな，podium か？」

研修医　「なんですか？ podium って？！」

指導医　「せやな，まず口頭発表（オーラル）かポスターかを確認して，その次にまたフレームワーク・形式を覚えよか」

研修医　「なるほど，確かに症例プレゼンテーションと同じで形式があって，そこからですね！！ところで podium って…」

学習の Point
① フレームワーク・形式を理解する：IMRAD と ICTODC（IC と DC）
② visual aid という武器
③ 伝えたいことを絞る

▶ まずは構造を知っておく

　さて，ここからは一対多数のプレゼンテーションに入ります．典型的な形として，学会でのプレゼンテーションや講演について話をしていきましょう．

　といっても基本的な考え方はこれまで説明してきたことと全く一緒です．プレゼンテーションは本質的に相手のニーズに合わせるのでした．ただし，病院内での症例プレゼンテーションと異なるのは，聞き手はほとんどの場合，**不特定多数**ということです．すでにふれたように聞き手のニーズがつかめないようなシチュエーションではより，礼儀・マナーが大切となるのが基本でした．とりあえず，まずはじめに基本的な礼儀・マナーをおさえるために，学会発表におけるプレゼンテーションの**フレームワーク・形式**というものを知っておいてもらいます．

　学会発表には大きくポスターと口頭(オーラル)があります．また，もちろん国内学会と海外の学会ではややマナーが違っているのでその部分は知っておいてもよいかと思います．

▶ とりあえず IMRAD & ICTODC

　論文，学会発表ではある程度決まった形式があります．IMRAD というものです．IMRAD とは，「Introduction（はじめに），Methods（方法），Results（結果）And Discussion（と考察）」の略です．基本的な科学的データをまとめる場合にはこのフォーマット情報を入れ込む形です．これを知らない人はほとんどいないと思います．

　ただ，一方で初学者の先生が多く経験するのは，症例報告かもしれません．この場合には，少しだけ違って，

1. Introduction：はじめに
2. Case presentation：症例提示
3. Treatment & Outcome：治療とアウトカム
4. Discussion：考察
5. Conclusion：結論

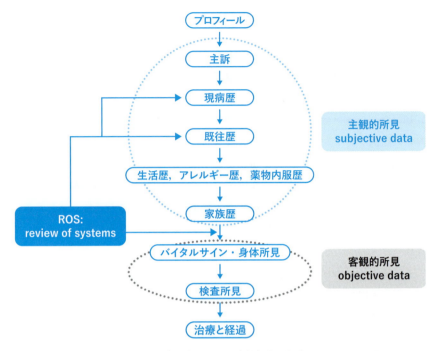

図　学会発表における症例報告の順序

の順番となります．ICTODC（IC と DC）ですね．覚えなくてもよいかと思います．このなかの症例提示の方法はフルプレゼンテーションと同じ（p.38参照）ですので，ご心配なく．少し違うとしたらアセスメント＆プランが実際に行った treatment & outcome（経過）ということになります（図）．

この，IMRAD と ICTODC の2つに従って話せば，大きな問題になることはありません．また，時間も限られていますので，情報の断捨離，共通言語化を最大限用いる必要性があります．

▶発表データを効率的に伝えるためのマナー

そもそも限定された時間のなかで，より過不足なく迅速に聞き手に情報提供するために，学会ではコンサルテーションと異なり，すべてを口頭だけでプ

レゼンテーションすることは少ないです．PowerPointやポスターなどvisual aidと言われる題材を用意することになります．ポスターとは大きな紙のことを指しますが，大きな用紙のうえにIMRADを漏れなく記載し，それを読むだけで読み手がわかるようになるものです．

ポスターの形式の基本は知っておいて損はないかと思います．ポスターの用紙は縦長や横長がありますが，国内学会でのプレゼンテーションでは，縦長，国際学会では横長のことが多いです．

ポスターは，visual aidとして限られたスペースのなかでいかに聞き手の興味を引きつけられるか，これが一番の鍵です．視覚的に訴えることが必要で，説明文はできるだけ最小限におさえる工夫を行うよう，米国内科学会（American College of Physician：ACP）も欧州医学教育学会（The Association for Medical Education in Europe：AMEE）も述べています[1,2]．

基本的にはこういうフレームワーク・形式に当てはめたvisual aidを用います．学会という不特定多数の方が聞くことを考えると，STEP1でもふれました，**「聞き手がどのような人かわからないときにはマナー・礼儀としてプレゼンテーションの順序のルールを守ることが大切」**という原則に則っているわけです．

もちろん，学会発表の基本がわかってきたら質の高いプレゼンテーションのためにフレームワーク・形式にこだわらなくて大丈夫です．優先順位が高まるのは聞き手のニーズの方です．例えば，一番伝えたいメッセージを思い切って冒頭に，つまりconclusionをはじめにもってくるということもよいと思います．

これは注意を引くには有効です．ただ，「フレームワーク・形式を守れない奴」，つまり「マナー・礼儀がなっていない奴」だと見られるリスクを負うことになります．つまり，信頼を失うリスクがあるということです．注意を引くということと，信頼を得るということは，同時に獲得できることもありますが，リスクが高いものであると理解してください．ここでもう一度ふれておきますが，大切なのは，**何より聞き手のニーズ**です．完全に予測できない聴衆に対しての，フレームワーク・形式であるということは理解しておいてほしいです．

▶口頭発表：podium プレゼンテーション

　さて，とりあえずフレームワーク・形式の重要性とIMRAD，ICTODCにふれました．ここからは学会プレゼンテーションの実践的な戦略についてふれさせていただきます．より一般的である，口頭発表からはじめましょう．

　まず，普段の症例プレゼンテーションと違うのは

podium

です．podiumとは演壇のことです．コンサルテーションでは一対一なので，聞き手と同じ高さに立っていますが，口頭発表では話し手は演壇にのぼり，不特定多数の座っている聞き手に対してプレゼンテーションします．よくoral（オーラル）プレゼンテーションと言っていますが，podium とか podium プレゼンテーションって言っても同じ意味です．共通言語化をするべきなので，オーラルプレゼンテーションという方が一般的です．症例プレゼンテーションでもこのような演壇からの形態をとることもありますが，症例プレゼンテーションは発表者の教育的な要素も含みますので，聴衆が同僚であったり指導医というかなり特定される個人です．この学会のような場でのプレゼンテーションでは不特定の誰かわからない聴衆が聞き手となります．口頭発表は今後の皆さんのプレゼンテーションの基本となっていくスタイルですので，しっかり身につけておきましょう．

　今回は，まずこのpodiumがあるプレゼンテーションでどのようなことを注意するのか？ということを解説してゆきたいと思います．プレゼンテーションの行い方に関しては，医療の領域も含めて多数の本がすでに出ていますが，それでもまだまだ日本人はこの口頭発表が不得意です．そこで，特に忙しい臨床現場の先生方に学会における口頭発表時に注意しておいていただきたい3つのポイントを示します．

　口頭プレゼテーションの成功の鍵は，

① 明確なメッセージ：不特定多数の人にでも，すぐ理解してもらえる
② 明確な論理の流れ：見て・聞いて，すぐ理解できる
③ 信頼性：研究方法，症例の経過が妥当である

という3つです．

論理の流れ，信頼性というのは，STEP1でもふれたことと全く同じです．実際に非言語的な要素が信頼性にも影響してしまうので注意することも同じですね．

ここでは，明確なメッセージについてもう少し読み解いておきたいと思います．

▶ 明確なメッセージを伝えるための visual aid

すでにふれましたが，学会発表で最も大切なことは，

いかに聴衆にわかりやすく，説明できるか

これに尽きると思います．実はプレゼンテーションの目的は，**情報をすべて伝えることではありません**．結果が大切であることは大前提ですが，STEP1で述べた通り，聞き手が重要なのです．聞き手に伝わらない大量の情報はほとんど無駄になります．特に今回は不特定多数の医療従事者ですので，知識にも差がある可能性があります．こういったことを考慮しながら，理解してもらう必要があるのです．**わかりやすいこと**，これが最大の聞き手のニーズになるわけです．

そのためには前述の通り，適切な visual aid・スライドを用意します．スライドをつくる際に使うソフトとしては Microsoft PowerPoint がほとんどですが，Mac ユーザーの先生は Keynote を使用したいときもあるかと思います．その場合は，当日使用するパソコンが対応しているかどうかを必ず確認します．Prezi といった少し洒落たプレゼンテーションソフトも増えていますが，プレゼンテーションの用途によって適切なものを選択してください．はっきり言って，このプレゼンテーションソフト間の差はほとんどなくなってきています．

わかりやすいメッセージを伝えるためには，visual aid の原則は Tufte の原則，データインク比（data-ink ratio：データを表すために使われるインクと全体に使われるインクの総量の比）を最大にします．ここでは詳細を省きますが，無駄をそぐということです．伝達する情報が不正確にならない範囲で，省くのです．**明快さ（clarity），正確さ（precision），効率性（efficiency）**を伴うことを心がけます．また，プレゼンテーションの際にはそのスライドを読みながら聞くというアフォーダンスが存在します．

　具体的に言えば，

- 1スライド1分ほどで話す：早くなりすぎない
- 1スライド3メッセージまで（可能であれば1つ）：詰め込みすぎない

　というものは目安になると思います．準備をするときにはたくさん情報を入れますし，当日はさらにしゃべるのが早くなる傾向にあります．これは聞き手にとっては，よりわかりにくい状況に陥りやすいので，スライド作成時に情報をかなり減らし，口頭発表時にはかなりゆっくり説明する．この2つのポイントをおさえれば，スライドで伝えたいことと話す速度のバランスにより，プレゼンテーションの理解をかなり促進することができます．

　心理学的にも，文字が書いてあると，人は読もうとします．ついつい読めるので読んでしまうことは間違いありません．スライドで，1枚1分としたら，文字を読ませるのは何秒ぐらいがよいか考えたことはありますか？　個人的な経験からは，1/2以下ぐらいで30秒以内には読み終わり，ゆっくりこちらの話を聞けるようにしておくのが理想的です．NHKの5秒ルールから逆算すると，

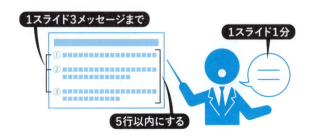

150文字は読める感じです．28ptだと，結局5行しか記載できないのです．ぜひ皆さんも人のプレゼンテーションを見て，このニュアンスは感じとっておいてもらえたらと思います．

▶ 聴衆の前でメッセージを伝えるポイント

　実際に話す速度は，わかりやすいメッセージを伝えるためには，もちろん重要ですが，さらにはSTEP1でふれた，言語的，非言語的要素も含めて活用していただく必要もあります．非言語的要素としては

・適切な服装
・まっすぐ立つ
・部屋の後方までしっかり届くような声

などがこれまでにも大切だと言われています[3]．また，スライドの文字を「読む」のではなく，内容を聴衆に「話す」ことが重要です[1]．最初は難しいかもしれませんが，聴衆と対話する必要があります．聴衆は機械ではなく，それぞれのプレゼンテーションに対していろいろなことを感じています．それを逆に感じとるのです．まさしく双方向ですね．聞き手がいかに知らない聴衆であったとしても，何らかの情報を発しています．それを感じとれるようになればさらにこのうえないです．これは田坂広志さんが自書[4]でふれている，"「細やかな感受性」で聴衆の「無言の声」に耳を傾ける力"という表現がピッタリです．

▶ 最後のまとめから質疑応答まで

　最後のまとめもプレゼンテーションのなかで重要な位置を占めます．あなたの発表のなかで最も伝えたいことをシンプルにわかりやすくまとめます．しつこいですが，ここだけで理解してもらえるぐらいわかりやすく伝えてほしいと思います．終わりよければすべてよしという話です．しかし，最後にこれまでの情報が1枚のスライドにびっしり詰め込まれているプレゼンテーションをよく見かけます．研究の努力は伝わりますが，聴衆の記憶には残らないものです．

ここでも話し方もスピードを落として，強調したい部分を3つ以内で話します．その後，その研究にかかわってくれた人への謝辞と聴衆に対する感謝の意を述べます．

　つまり，最後のスライドは，**要点を3つ以内に絞ってプレゼンテーションします**[5]．

　質疑応答は具体的な双方向の議論です．よく間違えているのですが，質問は詰問ではありません．非難しているわけではありません．特に研究であったり，プレゼンテーションのなかでふれられていない視点について質問することで，よりそのプレゼンテーションを理解したり，より建設的な視座が広がったりするわけです．質疑応答に不安を抱えている先生も少なくないと思いますが，質問をしてくれること自体がまずは皆さんの研究に興味をもってくれているということなのでまずは感謝の気持ちを伝えましょう．もし質問の意味がわからなかったら，遠慮なく聞き返します[2]．その場で答えられるものは丁寧に答えますが，もし自分で気がつかない指摘を受けた場合は，次の研究にいかしたいと正直に伝えます．どんなコメントも peer review として今後に活きるはずです．そもそもかなり強いツッコミであったとしても，その質問で先生の医師生命にかかわることはないと思います．きっとその質問は建設的にとらえることであなたを強くしてくれるはずです．

　スライドの最後に e-mail の連絡先を載せることでさらなるフィードバックを後日もらえるかもしれませんが，個人的にはほとんど連絡が来たためしがありません．発表スライドの QR コードを載せたり，スライドをシェアしたりすることは最近の流れでは，コミュニケーションの手段として非常に有意義なものになっています．特に，欧米の学会ではかなり活発になってきています．日本はまだ写真を撮ることが禁止の学会もありますが，自分で拡散させる分には問題ありません（ただし，それが不特定多数の人の手に渡るということには十分注意してください）．

【参考文献】

1) Balistreri WF：Giving an effective presentation. J Pediatr Gastroenterol Nutr, 35：1-4, 2002
2) Shinn LJ：Strategies for effective presentations. J Radiol Nurs, 23:16-18, 2004
3) Bourne PE：Ten simple rules for making good oral presentations. PLoS Comput Biol, 3：e77, 2007
4) 「ダボス会議に見る世界のトップリーダーの話術」（田坂広志 / 著），東洋経済新報社，2014
5) Collins J：Education techniques for lifelong learning: making a PowerPoint presentation. Radiographics, 24：1177-1183, 2004

COLUMN 感受性

　「細かな感受性」で聴衆とプレゼンでも対話，双方向ということができたらベストですという話をしました．確かに，こういう聴衆のニーズを本当にうまくくみとるプレゼンターはいます．ただ「感受性」という表現では，精神論のような話になりますよね．これを科学的に表現しようとするときに，Body field 理論のように電磁波のようないくつか見えないものを人は発しているという理論もあります．これらの考え方は大変勉強になります．科学的にまだまだ苦しい部分もありますが，今後 AI・ビッグデータ時代においてはこういう曖昧なものがさらに可視化されてきて，データに基づく対話と適切な感情に基づくプレゼンテーションができるかもしれないと考えるとワクワクしますね．まぁ，しばらくは先だと思いますので皆さんは少なくとも聴衆のことを "意識" するところからはじめましょう．

　最後にこういうことを勉強していて感じるのは，現在のワクワクするものと 10 年後の怪しいとされるものは紙一重だと感じます．常に感受性をブラッシュアップすることも必要かもしれません．

▶▶▶ STEP4　学会・レクチャーでのプレゼンテーション

2 ポスター発表，そしてそこから学ぶこと

研修医　「先生，次の発表はポスター発表でした！ visual aid のつくり方もバッチシですし，もう大丈夫かなと思います」

指導医　「なんか自信満々なのは非常にありがたいが，その学会は海外か？」

研修医　「そうなんです！うれしいです！ 周りの先生からもすごい！って言われました！」

指導医　「まだまだ，海外学会のポスター発表の闇を知らんな…無関心の恐怖を…」

研修医　「えっ…」

❶ 日本でのポスター発表：聴衆と近い，時間が短い
❷ 海外でのポスター発表は無関心との闘い
❸ 結局は聞き手あってなんぼと理解する

▶ ポスター発表って何が違うの？

　ここまで学会での口頭発表の話をしてきました．もう1つの形態，ポスター発表についてふれていきたいと思います．ポスター発表の場合，環境がかなり特殊です．

　学会のポスター発表の特徴をあげると，

① 一言でポスター発表といってもいくつかスタイルがある
② 見知らぬ聴衆との距離が近い
③ 時間が短い（日本では通常5〜7分）

です．

　ややこしいことに，まず日本の学会と欧米の学会でのポスター発表のスタイルが異なることが多いです．

　米国でのポスター発表のスタイルは一部のmoderated posterセッションを除き，ポスターの周りに一定時間立っておいて，質問に答えるというスタイルが基本です．さらに複雑なことに，最近増えている，moderated posterという形式があります．これは，座長という司会者がいて，口頭発表と同じくまとめてくれます．

　一方，日本のポスター発表の形式は，ポスターの周りに立つことは変わりないのですが，座長と聴衆が一緒に時間ごとに回ってきて，口頭発表より短い時間で実際にポスターを口頭でプレゼンテーションすることが多いです．時間と聴衆との距離を除いて，口頭発表と同じと考えてもらってよいですね．ポスター

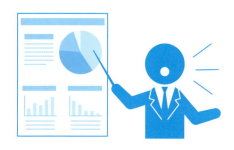

という紙を使うか，PowerPoint のような電子媒体を使うかというイメージの違いなのですが，moderated poster の出現により，さらに区別しにくくなりました．とりあえず，日本のポスター発表は発表時間が決まっているので，前述の特徴を理解して，しっかりプレゼンテーションしてくださいということです．聞き手との距離がきわめて違いますが，是非，聴衆との心の距離感も縮めていただくことをお勧めします．

▶一対多数のプレゼンテーションの本質
〜無関心との闘い〜

さて，基本的なポスター発表の特徴にふれさせていただきました．学会発表では visual aid を用いることでより効率的なプレゼンテーションができるといった内容を解説してきましたが，ここでポスター発表からぜひ皆さまも学習しておいてほしいことがあります．これは海外学会のポスター発表で感じること，そして，**一対一のプレゼンテーションと一対不特定多数のプレゼンテーションのきわめて大きな違いを表すものです**．

それは，

そもそも聞き手のニーズがない＝"無関心"

というものに向き合う必要があるのです．
これは経験したことがないと何を言っているのかわからないかもしれませんが，学会の一対多数のプレゼンテーションから学んでほしいことは，何より**無関心との闘い**です．聞き手のニーズというものが極限まで消失した状況．それが**無関心**です．

マザーテレサの言葉でも，「愛の反対は無関心」というぐらい無関心というものは怖いとされていますが，なかなか通常の社会生活を送られていると，体験できないと思います．特に医師などの職業になれば，無関心にさらされることが少ないので，ぜひ 1 人の大人として成長するためにもここで「無関心」について感じ取れるようになってほしいわけです．

一対一プレゼンテーションでは人対人で，無関心などあまりありえないのです．もちろん，プレゼンテーションはすべて聞き手の立場，ニーズが大切であることは散々ふれました．そもそも一対一で話しかけられれば，よほどのことがなければ聞き手として成立します．しかし，一対多数の場合は違います．聞き手は無視可能なのです．

▶海外のポスター発表から学ぶ，聞き手あってなんぼ

　海外のポスター発表においては，基本的に研究結果はIMRAD形式にまとめた，大きなポスターを用意して発表することとなります．もちろん，当然聞き手のことを考えていろいろ見やすくするためにフォントを変えたり，レイアウトを変えたり努力するわけです．ただでさえ，日常業務の忙しいなか，頑張って準備します．指導医の先生にも忙しいなかお願いして，修正してもらいます．しかし，何より問題は発表日にポスターの前で立っているときに起こるわけです．

　だいたい1時間強のポスター発表時間が割り当てられることが多いのですが，学会発表といっても

　　"質問が来るまで，そこに立っているだけ"

なのです．著者も5〜6年目ではじめて発表したときに思いました．

　　"えっ，マジですか？"

　想像してみてください．ただ**貼っているポスターの横に立つだけ**です．ズラーっとポスターが並んでいますが，別に「それではポスター開始！」って誰かが言うわけでもなく，知らないうちにはじまり，知らないうちに終了となっているわけです．はっきり申し上げますと，誰もポスターを見に来ないことすらあります．気づいてください．"無関心"にさらされるわけです．著者もお恥

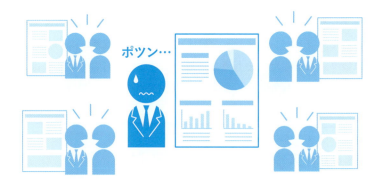

ずかしながら，このときになってはじめて気づいたわけです．

プレゼンテーションは聞き手あってなんぼ

ということに．先程も述べたようにおそらく，この体験をしたことがない方はわからないはずです．もちろん，寒い夜にストリートライブというものに挑戦したことがある人はわかるかもしれません．寒空に誰も興味がない音を鳴らし続けるときの覚悟はかなりこれに似ています．ただ，音楽は積極的に自分から注意を引く方法がいくつもあります．残念ながら，ポスターにはそのような威力は皆無です（このことについては後述します）．さらには似たような形式のポスターがずらっと並んでいるんです．通りすがりに違いがわかるはずはありません．この経験がないと，聞き手の本当の大切さはわからないかもしれません．聞いてくれることは何とありがたいことか！こんな基本的なことに気づくためにもぜひ海外のポスター発表を経験してきてほしいものです．

実際には，だいたい1〜2人は質問してくれることが多いです．ただし，**本当に質問がゼロであることが普通にあるんです**．このような状況を見かねて偉い先生を引き連れてポスターセッションを回ってくださる殊勝な先生方もいます．しかし，いくら必死に準備したプレゼンテーションであったとしても，また学術的にきわめて興味深い結果であっても，一対多数のコミュニケーションが自然に成立することなどありえないんです．

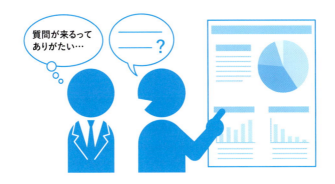

　フレームワーク・形式も重要なのですが，聞き手があってはじめてプレゼンテーションが成立するということを強く理解しておいてほしい次第です．ちなみに日本の学会ポスター発表では，プレゼンテーション時間を用意されることが多いので，あまりこういうことを感じることはありません．

　最後にストリートミュージシャンから学ぶとしたら，無関心を関心に変えるためには，注意を引くという方法があります．例えば，ポスターの横に研究を紹介するビデオを流すとか，奇抜な色のポスターにするとかがその例になるかもしれません．しかし，みんなこれをしません．特に初学者は上級医から止められます．これは注意を引くような行為は信頼を失うリスクがあるということです．STEP1でもマナーを守らないと信頼を失うということを述べました．同じです．医療界の自然なスタンスとしては，そのような奇抜な行為は敬遠される傾向にあると思います．

　ただし，これは世の中の時代の流れによってそのマナーは変化します．先ほどのスライドの拡散の話などもそうです．学会はこれまで写真などご法度なわけです．2018年に著者が参加してきた学会ではどうだったかというと，米国心臓学会も米国感染症学会も，米国臨床腫瘍学会も当然のごとく，人のプレゼンテーションの写真を撮るわ，ツイッターで共有しまくるわ，という状況です．どれがマナーかというのは時代により変わるのでその部分は周りをみながら調整してみていただいてよいと思います．

【参考文献】

1) Erren TC & Bourne PE：Ten simple rules for a good poster presentation. PLoS Comput Biol, 3：e102, 2007
    → ポスター作成のための10個のステップについて解説
2) Berg J & Hicks R：Successful design and delivery of a professional poster. J Am Assoc Nurse Pract, 29：461-469, 2017
    → 具体的なフォントやレイアウト，配置など効果的なポスター作成に必要なテクニックを網羅
3) American College of Physician：Preparing a Poster Presentation https://www.acponline.org/membership/residents/competitions-awards/abstracts/preparing/poster
    → HPのなかのA Few Tips on Poster Appearance：という部分を参照
4) Hess GR, et al：Creating effective poster presentations: AMEE Guide no. 40. Med Teach, 31：319-321, 2009
    → 欧州医学教育学会が出しているポスタープレゼンテーションの心得
5) Keegan DA & Bannister SL：Effect of colour coordination of attire with poster presentation on poster popularity. CMAJ, 169：1291-1292, 2003
    → 服の色で来てくれる聴衆の数が変わりましたよというstudy

COLUMN ストリートライブから学ぶボディコントロール

　ストリートミュージシャンから学ぶということを書いておりましたが，大きな音を出すということだけではなく，実は非常にそろっているということも重要な因子だったりします．これは漫画「昴」にもあるのですが，バレエでは非常にそろっていることが目を引くという話がありました．実際に漫画のなかでも，電車のなかで同時に立ち上がることで目を引くということが描かれていました（今のフラッシュモブみたいな感じです）．これが教えてくれていることとしては，ボディイメージも含めて自分でそこまでコントロールできている場合には非常に質の高いことができるということです（武井壮というスポーツマン？芸人？がいらっしゃいますが，非常にボディイメージに関して素晴らしい講義をされています．武井壮の「大人の育て方」の動画は大変勉強になりますよ．https://www.youtube.com/watch?v=ol3HeIACFy0&t=13s）．

　われわれもプレゼンテーションするときに，オリンピック選手のようにストイックに一つひとつの言葉，一つひとつの所作にこだわりをもち，目的をもって実行すればおそらく無関心のレベルの人ですら引き付けることができるのではないか？ということを感じています．日々の業務に追われている自分を反省しながら，コラムを終えてみたいと思います．

▶▶▶ STEP4　学会・レクチャーでのプレゼンテーション

3　講演・レクチャーを頼まれたら
カリスマプレゼンへの道

研修医　「先生！今度，看護師向けにレクチャーを頼まれました．結構話すのは得意なんですが，いろいろ聞いてると不安になって…」

指導医　「それは，チャンスやな．基本的に経験しないとわからんことばっかやけど，ここまで勉強してきたもんをうまく使えば簡単なもんや」

研修医　「ただ，自分レクチャー聞いてると眠くなるんですよね…今回45分ぐらいもらっているんですが，看護師のみなさん寝てしまわないかな…」

指導医　「効果的なレクチャーのしかたも，相手への思いやりプレゼンテーションという意味ではこれまでの内容に共通してるんや」

研修医　「それなら安心しました！ 思いやりプレゼンなら先生に教えてもらったので大丈夫です！ なんだかカリスマプレゼンができそうな気がしてきました」

指導医　「（えらい自信やな…）まぁ，とにかくやっていこか」

学習のPoint
1. opening：相手にどうなってもらいたいのか？ を考え注意を引く
2. delivery：双方向性を意識する
3. closing：magic number3 でまとめる

▶今度は"話し手"の立場に立って聞く！？

　プレゼンテーションと一般的に言うと，TEDなどを代表とする，レクチャー・講演が当てはまります．本書では医療職におけるプレゼンテーションということで，ここまで，症例プレゼンテーション，コンサルテーション，そして学会発表の解説をしてきました．違う視点から言うと，一対一から一対不特定多数のプレゼンテーションの解説をしてきたことにもなります．レクチャーや講演は，ここからさらに視野を広げていく形になります．レクチャー・講演においては，自分が何を伝えるか，何を伝えたいのか，すべて自分でデザインする必要があります．かといって，こんな話を広げすぎるとピンとこないと思いますので，現実の話に寄せて考えましょう．

　シチュエーションとしては看護師から「心不全」のレクチャーを頼まれる，レジデント同士で勉強会をして「抗菌薬の使い方」のレクチャーを担当する，こういう感じです．ここまで本書で学習してきた観点でいけば，聴衆を決めて，内容を決めるわけです．ここまでは具体的に「症例」とか「研究内容」ということで**自分の手元にある情報を他の全体の情報と比較する・一般化の可能性を検討する**という状態でしたが，心不全，抗菌薬の使い方のレクチャーとなると「**一般的なコンセンサス・一般化された情報⇒現実の臨床現場・手元の情報**」という**逆の落とし込み**の構図があることは知っておいても悪くないと思います．思考回路が違うということです．この場合，どのレベルを勉強してほしいのか？ということを検討していないと，聴衆のニーズに合わないことが多々あります．

　もう一点，少し話しておきたいこととしては，研修医の皆さんはこれまで，レクチャーを受ける側だったのが一気に教える側に変わり，戸惑うことも少なくないでしょう．そこで，皆さんにも理解しておいてほしいのですが，研修医のときにインプットしたことをいずれ自分がアウトプットするという意識で人生をみると変わってくると思います．これは自分も若いころあまりそういう視点がなかったのでぜひ覚えておいてほしいわけです．

　簡単な例をあげれば，

- 研修医のうちは指導医から教育を受ける ⇒ 指導医として教える側になる
- ガイドラインを読む ⇒ ガイドラインをつくる

ということです．こういうときがいずれ来るのではないか？と思いながら，**むしろ話し手の立場に立って聞いておく**ということは必ず役立ちます．こういう考え方は聞き手のニーズに応える，先ほど紹介した「細やかな感受性」で聴衆の「無言の声」に耳を傾ける力と本質は一緒です．そのような話し手・聞き手の立場を行ったり来たりできるようなレベルの思考回路を構築してほしいと思っています．逆の立場に立って考えてみると，きっとよりよいプレゼンテーションができるようになると思います．

では，聞き手のニーズは理解したとします．最後にこのレクチャー・講演のポイントとして，**終わった後に「相手にどうなってもらいたいのか？」**ということは考えておいてほしいです．症例プレゼンテーションでは情報共有と教育的効果，学会プレゼンテーションも不特定多数への情報共有です．コンサルテーションは相手に動いてもらうという直後の行動ですが，レクチャー・講演では情報を伝えることだけではなく，相手にこのプレゼンテーションの後にどうなってもらいたいのか？ということを考えられたプレゼンテーションまでできればこのうえないということです．心構えはここまでにして，レクチャーを成功させるためのコツを少しお教えしていきます．

▶双方向性の重要性

皆さんが医学生のときを思い出してみてください．大講堂で講師が一方的に90分話し続けて，学生は居眠りしたり内職したり授業の内容はほとんど覚えていない…こんな授業を経験した方はどれくらいいらっしゃるでしょうか．おそらくほとんどの人が経験したことがあると思います．

なぜ，このような状況になるのでしょうか？　よく説明されるのは，講師が学生に「教える」という一方的なベクトルが存在し，学生がベクトルの始点になることはない，という構図だからです．言い換えれば学生は常に受け身の学習であることに原因があります．この聞き手の特徴を理解していないということ

です．当たり前ですよね．

　講師は別に悪意はありません．定められた内容を学生に伝えることに必死です．一定時間内に一気に大量の内容を詰め込みたい，そんな思いと責任感にかられています．一方で学生は難解な内容，あるいは興味がない内容を一気に押しつけられるという状況であり，このようななかで与えられた内容をはたしてどの程度習得できるのでしょうか．

　これをふまえて，あなたがレクチャーを行う際，特に時間が長ければ長いほど必須である基本コンセプトについて話します．レクチャーにおけるプレゼンテーションの一番の秘訣はやはり**双方向性（interactive）**です．一方的なベクトルではなくて講師と参加者の双方向のベクトルや，参加者同士の議論に発展することも双方向にする方法の1つです．自分の意見を言ったり聞き手の考えを聞いたりというやりとりを通じて，学習者はよりレクチャーの内容が記憶に残ることになるのです[1]．少し視点を変えると，アウトプットするようになってはじめて記憶できるわけです．

　なお，双方向性という観点から述べると，レクチャーという言葉は「講義・講演」であり，「レクチャーを受ける」というと講義する者が聞き手に一方的に教えるといった受動的な意味合いをもちます．したがって，医学教育の分野ではレクチャーという言葉は最近使用しなくなってきたという話もあります．そのような背景を理解しつつ，ここでは皆さんにイメージしやすいようにあえてレクチャーという言葉で説明をしていきたいと思います．

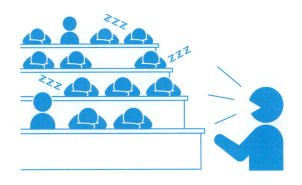

教育学的な方法論は small class discussion, team-based learning（TBL），flipped classroom などのさまざまな方法がありますが，よく昔からの医学教育の鉄則として「See one, do one, teach one」と言われています．この教育概念の議論はここでは割愛しますが，結局，見るだけでなく，やってなんぼ，人に教えてなんぼ，つまりアウトプットしてなんぼです．これを先ほど，インプットする側からアウトプットする側になることを想像しろと言いましたが，講演終了まで待つ必要はないということです．学習効果を高めるために参加を促すということです．
　例えば，

① **発表させる**
② **身体を使う**

ということでよいのです．
　よく行われるのは，発表してもらうものです．話し手が問題を出し，それに個人で解答してもらうものでもよいですし，発表しなくても考えさせるだけでもいいです．なんでもいいんです．まず，聞き手が参加するという状況をつくり上げるのです．文章を読ませるというのもいいです．国語の時間にやりましたよね．回ってくるので，読まざるを得ないってことで，ちょっと前の人まで順番がきたら，少しだけドキドキした記憶がありませんか？もしくは，全く講演内容に関係なく身体を動かすというのもよいです．例えば一斉に立ち上がって背伸びをしてもらう．こういう単純な動作をするだけでも参加意識が芽生えるものです．
　参加させてしまえば，後はその聞き手は10〜20分ぐらいは大丈夫です．これは Bligh ら[2]が考察しているようですが（図），著者の経験でも全くその通りです．
　ここでのポイントは聞き手が今の講義・レクチャーを自分事として考えられているか？ということです．何より怖いのは無関心です．学習は無関心ではありえません．参加することで関心をもたせるのです．人間の集中力が切れるぐらいのタイミングで，もしくは聞き手の集中力に合わせて，くり返し双方向性をうまく使ってゆくことは非常に重要です．では，この双方向性というポイ

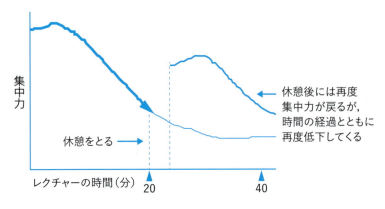

図　集中力は20分ぐらいが限界．休憩で回復する
（文献2より引用）

ントをふまえて，プレゼンテーションのコツを opening，delivery，closing，feedback の順番にそって考えてみていきましょう．

▶opening：インパクトをもたせる

いよいよレクチャーを開始します．そもそも聞き手のニーズおよび内容を明確化する必要があるのはすでにふれた通りです．そのなかで最初のところで，重要なのは，Robert の学習の至適条件（表）から言うと，

① **注意を喚起する**
② **目標・内容を知らせる**
③ **そして，それがどう役に立つのか？** を示す

ということですね．

この3つは重要です．漫才でも「つかみ」が大切なのと同じです．まずは参加者は誰でしょうか，そのテーマについてどれほどの参加者のニーズがありますか．そしてどれほど参加者が基礎知識をもっていますか．またどれくらいのモチベーションで参加していますか（強制参加 or 任意参加）．これらをふまえて話す内容を聞き手にあわせて変化させなければなりません．そして最後に「ど

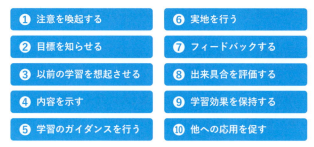

表　学習の至適条件
（文献3を参考に作成）

うなってもらいたいのか？」ということを明確にしましょう．

　まず注意喚起から入ります！「pay attention（注意を払う）」と表現されますが，要するに人間は注意するものは，一定量しかもっていませんので，それを一部支払うということです．ぐっと惹きつけるための方法としてよく用いられるのは，

- 質問を投げかける
- 数字を出す
- 想像しやすい具体例を出す

など，よくプレゼンテーションの教科書に記載されているかもしれません．あくまでこれらは注意喚起し，自分事として理解してもらうということが目的です．もちろん無関心ということを避けるのに，全く関係なく，叫んだりというのも注目を集めることは可能ですが，前述の通り，信頼とのバランスです．「どうなってもらいたいのか？」につながる質問，数字，例であることが望ましいのは言うまでもありません．

　何より，参加者に自分事だと思ってもらうために，レクチャーの主役はあくまで「参加者＝聞き手」と考えましょう．こういうスタンスは氷山モデルで説明しました．その思いやりがあるかないかは細かいところで伝わってしまいます．

　例えば，最初の入りでの言葉として，

「この30分で〇〇を話したいと思います（I would like to talk 〜）」

はよく聞くフレーズですね．しかし，これではあなたがただ話したいだけなのです．
　一方，こちらはどうでしょうか．

「皆さんが30分後に○○がわかるように（人に教えられるように）するのがこの授業の目標です（You will learn/understand 〜 after this class）」

　しつこいですが，参加者が自分事として感じることが重要です．したがって**主語を「皆さんが」「あなたが」に揃える**ということは，聞き手のことを考えていれば当然の話なのです．何かの話と似てきましたね．コンサルテーションの敬意のサンドウィッチです．「相手に動いてもらう＝相手に講演後変わってほしい」ということを目標に，敬意のサンドウィッチによって話すのです．通常の症例プレゼンテーションや学会プレゼンテーションよりも，さらにコンサルテーションぐらい相手を動かす，変化させるつもりでやってほしいのです．
　そして本題の情報に入る前に，レクチャーの全体像・内容（overview）を示します．参加者にとって，授業がどのように進むのかを最初に示してもらうことで，頭のなかでフレームの準備をすることができます[4]．各テーマの間など，途中でcontents（目次）を適宜示す工夫は賛成です．スライドに○/20と番号表示をしたり，スライドの端に全体のどのあたりに位置するか視覚的に示したりするテクニックを使って参加者の集中を高める指導医もいます．
　講演・レクチャーが終了した後の，「どうなってもらいたいのか？」という大きな目標，そしてそのために何を伝えるのか共有できる方が望ましいということです．

▶delivery：寝させない，退屈させない！集中力を維持させるテクニック

　レクチャーの実際に関しては，前述の通り，双方向性が重要です．アイコンタクトをとり，理解度をその都度確認しながら進めていくという話もすべて，「細やかな感受性」で聴衆の「無言の声」に耳を傾ける力に集約されます．スライド

をただ順番に読み上げて一方的に説明している場面を本当によく見かけます．

また，学会発表のときには1スライド1分，1スライド3メッセージまでと言いましたが，**講演・レクチャーの基本は1スライド1分，1メッセージです**．何より情報を削れるところまで削ってください．いかに少ない言葉で相手に伝えられるか？ これのために磨いて磨いて磨きまくってください．

準備が9割，それは講演にこそ当てはまります．これをよく表しているウィルソン大統領(1856〜1924)の言葉を送ります．

「もし，しゃべれるだけしゃべってもいいというのだったら，それには準備など要りません．今すぐにもしゃべれますよ」

自分のなかで，磨いて磨ききった内容は，自信をもって送り届けてください．自分の外に出るアウトプットの形式にも注意です．声の大きさ，トーン，話す速さも気をつけます．これはSTEP1で述べた通りです．参加者に興味をもってもらえるように，レクチャーをする側も，明るくハキハキと話します．聞き手の集中は20分ぐらいが限界ということを先ほどお話しました．20分ぐらいでいろいろ双方向のアクティビティを変更してゆくのもポイントです．

▶ closing：いかにポイントを絞ってまとめるか "Teach less"

最後にTake home messageを3つ以内にまとめます．これは"Teach less"という概念です．Take home messageが5個も6個と多すぎるプレゼンテーションを経験したことがありませんか．詰め込みすぎて情報量が多いと学習者は記憶の保持が困難になるため[5]，**参加者に最も持って帰ってほしいポイントを最後に3つ以内にまとめてプレゼンテーションします**．まぁ，だいたい3つが限界です．magic number 3とか言われてますし，「ポイントは3つ」ですと指を上げるとみんながメモをしはじめるというのは事実です．

しつこいですが，プレゼンテーションの終了後に「聞き手がどうなってもらいたいのか？」です．プレゼンテーションの最大の目的はその時間内に用意し

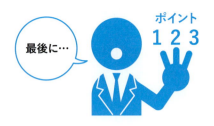

た内容を理解してもらうことはもちろんですが，プレゼンターが伝えたいことが聴衆にとって有益で，さらなる自己学習を促しながら明日からの行動変容につなげることです．『今日みなさんが学んだことを明日からの診療に役立ててください』というお決まり文句でもいいのですが，まさに行動変容につながる具体的なものを示してあげることも重要です．もちろん，意欲がわき勉強をするようになるという意気込みの変化でも大丈夫です．**教育者にありがちな，教えるだけで自己満足をしないように気をつけましょう．**

▶feedback：レクチャー自体のさらなるステップアップが必要とされる

　上に述べた学習者に対する評価に加え，自分自身のレクチャーをさらにブラッシュアップするために，STEP1でも述べた通り参加者からフィードバックをもらいます．よく使用される匿名のアンケートでもよいですし[4]，実際に上級医からアドバイスをもらう，さらには動画での保存などはオススメです．著者も動画収録などは本当に自分のプレゼンテーション技術を一つひとつ改善させてくれていると感じています．特に話す速度と，間は全く自分で感じているのと異なります．声ももちろん全く違って驚きますが…．

【参考文献】

1) Steinert Y, et al：Interactive lecturing：strategies for increasing participation in large group presentations Interactive lecturing：strategies for increasing participation in large group presentations. Med Teach, 21:37–42, 1999
2) 「What's the Use of Lectures ?」（Bligh DA），Jossey-Bass, 2000
3) 「学習の条件 第3版」（ロバートM．ガニェ/著，金子 敏，平野朝久/訳），学芸図書，1982
4) Brown G & Manogue M：AMEE Medical Education Guide No. 22: Refreshing lecturing: a guide for lecturers. Med Teach, 23：231-244, 2001
5) Russell IJ, et al：Effects of lecture information density on medical student achievement. J Med Educ, 59：881-889, 1984
6) 松浦千佳子：通る声について - その仕組みとエクササイズ．New directions, 30: 37-43, 2012

> **COLUMN** **Magic number 3**
>
> 本文中でもたくさんMagic number 3についてふれてきました．Carmine GalloがForbesでふれているには（https://www.forbes.com/sites/carminegallo/2012/07/02/thomas-jefferson-steve-jobs-and-the-rule-of-3/#6cb87de11962），昔はハーバード大学の教授はMagic number 7で"The Magical Number Seven, Plus or Minus Two." という論文を書かれているようでした．それが今は3つ．確かに筆者の感覚から言っても，7つ記憶するのは多少厳しいようにも感じます．もちろん記憶という観点から言えば，普通に考えれば1つだけの方がいいに決まっています．今後は1つに減る方向に向かうのか，7つに増える方向に向かうのか．1単語検索すれば，知りたいものがわかる時代ですので，1つに減って，引用するreferenceとかも名前だけ記憶する時代がくるとかですかね．前述の論文が1955年，3つが主流になったのがJobsの話であれば，次も大体半世紀後2050年ぐらいかもしれません．雑談でした．

▶▶▶ STEP 4 のまとめ

　よくここまで頑張りました．
　この STEP4 では学会発表および講演形式から，一対多数のプレゼンテーションを中心にふれさせていただきました．ここでの，特に重要なポイントとして，フレームワーク・形式も大事なのですが，何より不特定多数では無関心との闘いです．注意を引くということがどれだけ難しいのか，そして形式のなかでどのくらいそれを調整できるのか？ということを実際にまず考えることからはじめましょう．はじめは自分が話すことでいっぱいいっぱいですが，さらに余裕ができれば，聞き手が本当に「どうなってもらいたいのか？」ということに向かっていってほしいです．ここは聞き手の立場に立つということの最終地点です．コンサルテーションはあくまでこちらの希望にそって相手に動いてもらう．この一対多数の場合は，相手に本当に自分が何をプレゼンテーションでプレゼントできるのか？ということを真剣に考えてほしいわけです．そのために，言語・非言語的なアウトプットをフィードバックを受けながら改善していってほしいということです．

　一対多数プレゼンテーションの基本をもう一度まとめると，

① 無関心であることが基本であると心せよ
② 聞き手の立場に立つべし
③ フィードバックを積極的に

です．

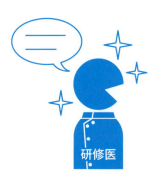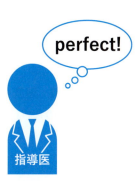

学習のPoint 総まとめ

STEP 1　プレゼンテーションの基本

1-1　▶▶▶　p.10
① プレゼンテーションとは"しゃべる"こと
② 勝負はプレゼンテーションの前,"自分の中"
③ "自分の外":「聞き手のニーズ」「順序」「形式」「伝え方」

1-2　▶▶▶　p.19
①「聞き手のニーズに合わせる」,つまり聞き手の立場に立つ
② 相反する"根源的ニーズ"「過不足なく,迅速に」
③ 聞き手になり,"聞いて学べ"

1-3　▶▶▶　p.30
① 順序を守る①:時間軸
② 順序を守る②:論理の流れ
③ 順序・形式を守るのはマナー

1-4　▶▶▶　p.35
① フルプレゼンテーションの形式を覚える
② 主観と客観を混ぜない
③ 所見とアセスメントを混ぜない

1-5　▶▶▶　p.46
① おもてなし3要素(音量・速度・つなぎ言葉)
② 速度は1秒間に「あいうえお」
③ filler word 撲滅宣言

1-6 ▶▶▶ p.55
❶ 静的要素：見た目に注意
❷ 動的要素：表情・動作・方向性からバレる
❸ 見た目や所作も信頼性にかかわる

1-7 ▶▶▶ p.61
❶ プレゼンテーションは「反射的」にできるまで
❷ 唇が覚えるまでが練習！
❸ 厳しめのフィードバックをもらえ

STEP 2 いざ実践！日常診療でプレゼンテーション

2-1 ▶▶▶ p.68
❶ 情報は網羅的に！
❷ 聞き手がなぜその質問をしてきたのか？を理解する
❸ 集めて，記憶して，理解する．エウレカの感覚を！

2-2 ▶▶▶ p.77
❶ 現病歴は診断に直結する情報を落とし込む
❷ 必要な情報以外はいったん捨てる
❸ 話し手による，"方向性"が重要

2-3 ▶▶▶ p.83
❶ 共通言語化する
❷ 捨てて集めて，集めて捨ててのくり返し
❸ 正解ではなく，論理性

2-4 ▶▶▶ p.91
❶ 毎朝のショートプレゼンテーションでは経時的変化を
❷ ショートプレゼンも方向性と論理性が大切
❸ pertinent positive/negative を適切に

2-5 ▶▶▶ p.100
❶ 緊急度は話し手が判断する責任がある
❷ 緊急性が高いときはコンサルテーションに近い
❸ 自分がどうしたいか「方向性」を

2-6 ▶▶▶ p.111
❶ 信頼は1日にしてならず
❷ 再現性の高い"数字，データ"をうまく使う
❸ 方向性がある，提案型プレゼンテーションを！

STEP 3　相手を動かす！コンサルテーション

3-1 ▶▶▶ p.124
❶ コンサルテーションの目的は"相手を動かす"こと
❷ 相手を動かすには相手の立場に立つ
❸ コンサルテーションは主語が違う（相手）

3-2 ▶▶▶ p.129
❶ 相手の医学的なニーズと個人的なニーズを区別
❷ 医学的ニーズとして，緊急性と目的
❸ 敬意のサンドウィッチ

3-3 ▶▶▶ p.137
❶ 内科系コンサルテーションの目的は「鑑別診断」より「診断の確定」が多い
❷ 思考プロセス，論理性を重視
❸ 誰が診るか？が重要

3-4 ▶▶▶ p.144
❶ 外科系コンサルテーションは conclusion first
❷ "リスクをとりやすい環境"かどうかの評価を
❸ 結局，来てもらってなんぼ

3-5 ▶▶▶ p.149
❶ マイナー科は診断・治療を自分の診療科内で解決する
❷ 必要な周辺・関連情報を提供する
❸ 丸投げになりがち

3-6 ▶▶▶ p.153
❶ 各職種の特徴をとらえ，それぞれのニーズに応える
❷ まずは情報共有
❸ さらに思考過程の共有

STEP 4　学会発表・レクチャーでのプレゼンテーション

4-1 ▶▶▶ p.170
❶ フレームワーク・形式を理解する：IMRAD と ICTODC（IC と DC）
❷ visual aid という武器
❸ 伝えたいことを絞る

4-2 ▶▶▶ p.180
❶ 日本でのポスター発表：聴衆と近い，時間が短い
❷ 海外でのポスター発表は無関心との闘い
❸ 結局は聞き手あってなんぼと理解する

4-3 ▶▶▶ p.187
❶ opening：相手にどうなってもらいたいのか？ を考え注意を引く
❷ delivery：双方向性を意識する
❸ closing：magic number 3 でまとめる

おわりに

　本書の執筆にあたり，思い返してみると，専門研修医のころに山口典宏先生（現・ロックフェラー大学）と，徳田安春先生（現・群星沖縄臨床研修センター）を含めて「レジデントノート」誌で症例プレゼンテーションの連載をさせていただいたのが最初のプレゼンに関する執筆です．山口先生は医師としての姿勢および鑑別診断などにおいて当時最も刺激を受けた同期でした．これは教育の違いかな？と思い，全国の病院見学に行ってみたりして，各病院の特徴とか，勉強させてもらえることの違いが見えてきました．ただ，当時安心したのは，どこの病院も一長一短，レジデントも一長一短で，われわれは常に「隣の芝は青い」状態であるだけだと痛感した記憶があります．プレゼンテーションも同じで，病院による大きな違いはありませんでした．そういう観点でみると，聖路加国際病院での内科の朝の症例プレゼンテーションも，比較的ショートプレゼンテーションに近い一般的なフォーマットであり，ここで聞き手（＝指導医）が求めているものがどのようなことかも学んでいくことができました．

　そこから10年ほど経過し，医学教育もかなり革新的に変化し，教育レベルはかなり均質化されてきたと思います．なかでも，症例プレゼンテーションは岸本暢将先生の「米国式症例プレゼンテーションが劇的に上手くなる方法」（羊土社）などにあるようなスタンダードな考え方が普及したと思います．それでも本書を書いたのは，プレゼンテーションの本質はそのようなアウトプットスタイルだけではなく，言語化といった"自分の中"にあり，大切な要素はアウトプットの前にすでにあるということが意外に理解されていないと思ったからです．メンタリストのDaiGoではないですが，われわれは行動の一つひとつからいろいろな考え方とか気持ちが隠し切れず溢れています．この内面を鍛えることが重要であるということは大きなメッセージです．

　われわれは努力し続けることが重要で，研修医をはじめとする若手の先生方には特に勉強し続けてほしいということを思いました．そして，自分も勉強し続けようと改めて思いました．本書を一緒に執筆してきてくれた，聖路加国際

病院が誇る若手最強の松尾先生，そしてこれまでプレゼンについての連載等を一緒にしてきていただいた北田彩子先生・Deshpande先生には深く御礼申し上げるとともに，このような書籍を書くきっかけとなった多くの関係者の方々に感謝して終わりの言葉とさせていただきます．

2019年1月吉日

聖路加国際病院 循環器内科・QIセンター

水野　篤

著者プロフィール

松尾 貴公 Takahiro Matsuo
聖路加国際病院 感染症内科 医員

2011年 長崎大学医学部卒業，聖路加国際病院初期研修医・内科専門研修医・内科チーフレジデント・感染症内科フェローを経て現職．

医学教育に興味をもち，後輩の研修医には常に刺激を受ける毎日です．プレゼンテーションはどの分野でも生涯必要なスキルだと思いますので，日頃から周りの多くの素晴らしいプレゼンターから学ぶ姿勢を大事にして自分自身も成長していけたらと思います．

水野 篤 Atsushi Mizuno
聖路加国際病院 循環器内科・QIセンター兼務
聖路加国際大学 急性期看護学 臨床准教授

2005年 京都大学医学部卒業，神戸市立中央市民病院(現・神戸市立医療センター中央市民病院)初期研修．2007年より聖路加国際病院．

プレゼンテーションに関しては，多くの経験から学んだ部分をぜひ皆さんとも共有したいと思っております．おそらく5G時代にプレゼンテーションは違う次元でもきっと必要になること

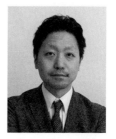

撮影：研壁秀俊

だと思います．日本人にとって，プレゼンテーションは本質的になかなか慣れないものですが，論理的に解決できる部分が多くあると自分の経験から思います．ぜひ一緒に頑張ってゆきましょう．

【注意事項】本書の情報について─────────

本書に記載されている内容は，発行時点における最新の情報に基づき，正確を期するよう，執筆者，監修・編者ならびに出版社はそれぞれ最善の努力を払っております．しかし科学・医学・医療の進歩により，定義や概念，技術の操作方法や診療の方針が変更となり，本書をご使用になる時点においては記載された内容が正確かつ完全ではなくなる場合がございます．また，本書に記載されている企業名や商品名，URL等の情報が予告なく変更される場合もございますのでご了承ください．

あの研修医はすごい！と思わせる 症例プレゼン
ニーズに合わせた「伝わる」プレゼンテーション

2019年3月15日　第1刷発行	著　者	松尾貴公，水野　篤
2022年6月20日　第3刷発行	発行人	一戸裕子
	発行所	株式会社 羊 土 社
		〒101-0052
		東京都千代田区神田小川町2-5-1
		TEL　03（5282）1211
		FAX　03（5282）1212
		E-mail　eigyo@yodosha.co.jp
		URL　www.yodosha.co.jp/
© YODOSHA CO., LTD. 2019		
Printed in Japan	装　幀	齋藤友貴（ISSHIKI）
ISBN978-4-7581-1850-7	印刷所	日経印刷株式会社

本書に掲載する著作物の複製権，上映権，譲渡権，公衆送信権（送信可能化権を含む）は（株）羊土社が保有します．
本書を無断で複製する行為（コピー，スキャン，デジタルデータ化など）は，著作権法上での限られた例外（「私的使用のための複製」など）を除き禁じられています．研究活動，診療を含み業務上使用する目的で上記の行為を行うことは大学，病院，企業などにおける内部的な利用であっても，私的使用には該当せず，違法です．また私的使用のためであっても，代行業者等の第三者に依頼して上記の行為を行うことは違法となります．

[JCOPY] <（社）出版者著作権管理機構 委託出版物>
本書の無断複写は著作権法上での例外を除き禁じられています．複写される場合は，そのつど事前に，（社）出版者著作権管理機構（TEL 03-5244-5088，FAX 03-5244-5089，e-mail：info@jcopy.or.jp）の許諾を得てください．

乱丁，落丁，印刷の不具合はお取り替えいたします．小社までご連絡ください．

羊土社のオススメ書籍

抗菌薬ドリル
感染症診療に強くなる問題集

羽田野義郎／編

感染症の診断や抗菌薬の選び方・やめ方，アレルギー，感染対策など，感染症診療の基盤になる考え方が問題を解きながら楽しく身につく！やる気をなくすほど難しくはなく，笑い飛ばせるほど簡単じゃない，珠玉の73問に挑戦しよう！

- 定価3,960円（本体3,600円＋税10％）　　■ B5判
- 182頁　　■ ISBN 978-4-7581-1844-6

THE「手あて」の医療
身体診察・医療面接のギモンに答えます

平島 修／編

"現場に出てはじめて気づく"身体診察・医療面接の疑問に，診察大好き医師たちが解答．教科書どおりにいかない"あのとき"をこの1冊で乗り越えて，患者に寄り添う「手あて」の医療をはじめよう！

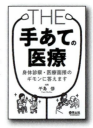

- 定価4,180円（本体3,800円＋税10％）　　■ B5判
- 234頁　　■ ISBN 978-4-7581-1847-7

研修医になったら必ずこの手技を身につけてください。改訂版
消毒，注射，穿刺，小外科，気道管理，鎮静，エコーなどの方法を解剖とあわせて教えます

森本康裕／編

研修医必携の手技本を改訂！消毒，注射，採血，穿刺，気道管理，小外科，エコー，除細動などの，まず身につけたい手技について，現場のコツをしっかり解説！初期研修で必ず役立つ一冊です！

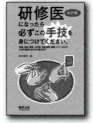

- 定価4,180円（本体3,800円＋税10％）　　■ B5判
- 255頁　　■ ISBN 978-4-7581-2389-1

改訂版 ステップビヨンドレジデント1
救急診療のキホン編 Part1

心肺蘇生や心電図，アルコール救急，ポリファーマシーなどにモリモリ強くなる！

林 寛之／著

救急の神髄はLOVE＆RESPECT！大人気シリーズ第1巻を全面改稿した待望の改訂版！救急診療でまず身につけたい技と知識を，おなじみの"ハヤシ節"と最新の世界標準のエビデンスでやさしく伝授します！

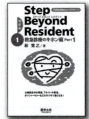

- 定価4,950円（本体4,500円＋税10％）　　■ B5判
- 400頁　　■ ISBN 978-4-7581-1821-7

発行　**羊土社 YODOSHA**　〒101-0052　東京都千代田区神田小川町2-5-1　TEL 03(5282)1211　FAX 03(5282)1212
E-mail：eigyo@yodosha.co.jp
URL：www.yodosha.co.jp/

ご注文は最寄りの書店，または小社営業部まで